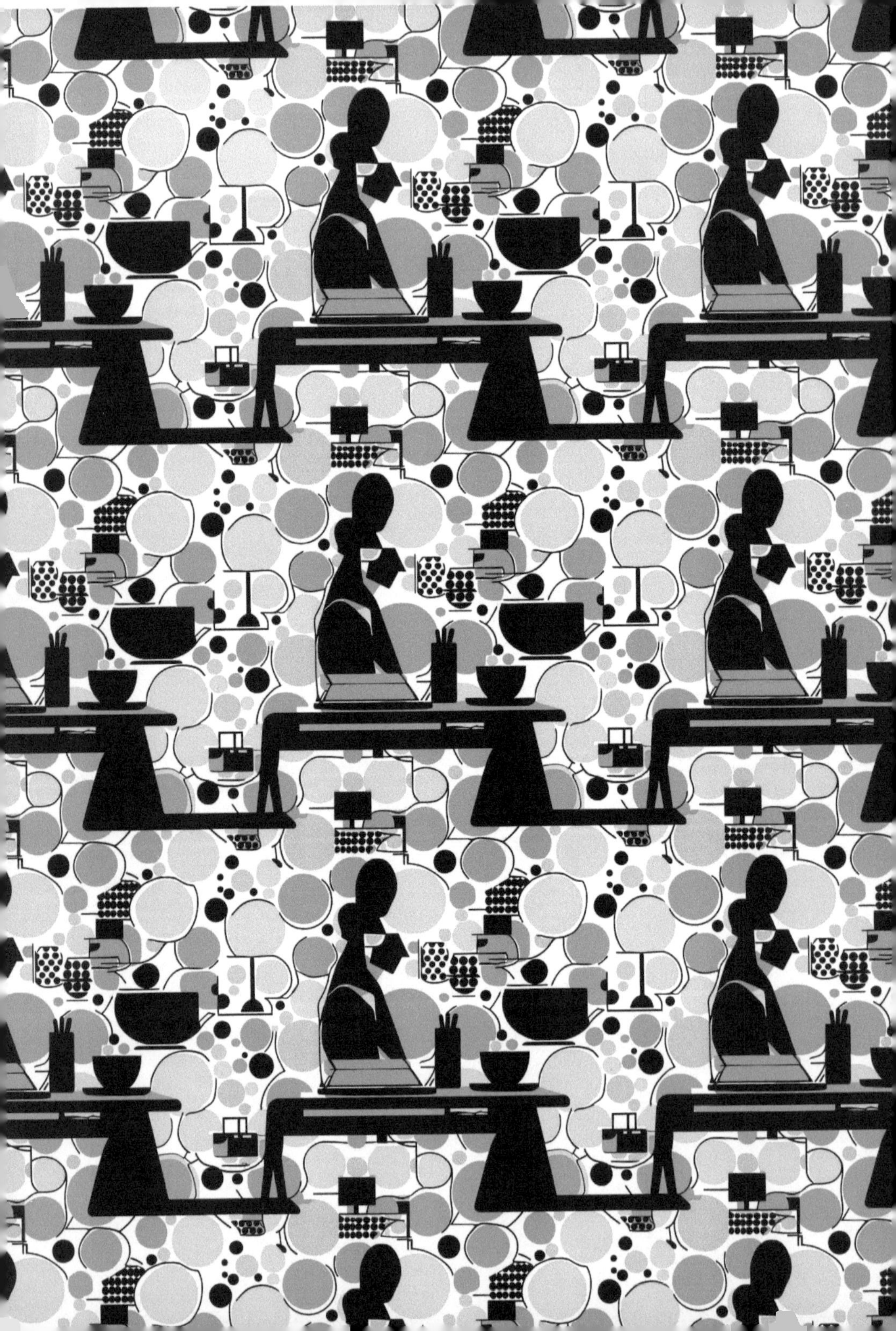

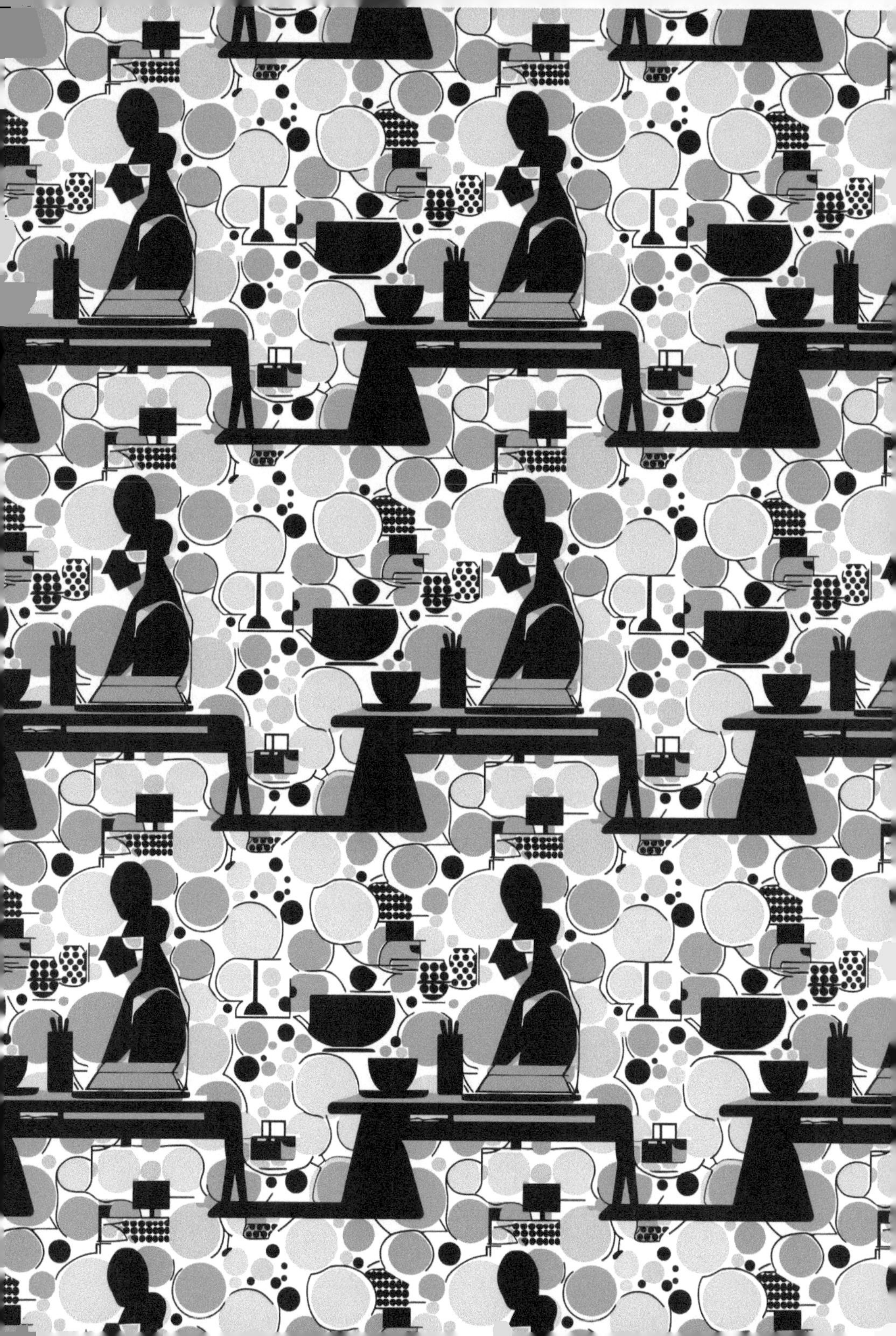

Aviso legal

Saage Media GmbH
c/o SpinLab – The HHL Accelerator
Spinnereistraße 7
04179 Leipzig, Germany
E-Mail: contact@SaageMedia.com
Web: www.SaageMedia.com
Commercial Register: Local Court Leipzig, HRB 42755 (Handelsregister: Amtsgericht Leipzig, HRB 42755)
Managing Director: Rico Saage (Geschäftsführer)
VAT ID Number: DE369527893 (USt-IdNr.)

Editorial: Saage Media GmbH
Publicación: 02.2025
Diseño de portada: Saage Media GmbH
ISBN Tapa blanda (es): 978-3-384-53044-8
ISBN Ebook (es): 978-3-384-53045-5

Legal / Avisos

Los enlaces externos y las referencias a fuentes enumerados en este libro fueron verificados al momento de la publicación. El autor no tiene influencia sobre los diseños y contenidos actuales y futuros de las páginas vinculadas. El proveedor del sitio web vinculado es el único responsable de los contenidos ilegales, incorrectos o incompletos, así como de los daños que surjan del uso o no uso de la información, no quien hace referencia a la publicación respectiva a través de enlaces. Todas las fuentes externas utilizadas se enumeran en la bibliografía. A pesar del cuidadoso control del contenido, no asumimos ninguna responsabilidad por el contenido de fuentes externas. Los operadores de las fuentes citadas son los únicos responsables de su contenido. Las imágenes y fuentes de terceros están marcadas como tales. La reproducción, procesamiento, distribución y cualquier tipo de explotación fuera de los límites de los derechos de autor requieren el consentimiento por escrito del autor o creador respectivo.
Este libro ha sido traducido del alemán. No se pueden descartar completamente las desviaciones del original o los errores de traducción. Todas las fuentes citadas en el libro están disponibles en inglés. No asumimos ninguna responsabilidad por inexactitudes o malentendidos de contenido que puedan surgir por la traducción.
Los datos de los diagramas que no están marcados explícitamente con una fuente no se basan en estudios, sino que son suposiciones no vinculantes para una mejor visualización.
Este libro fue creado utilizando Inteligencia Artificial (IA) y otras herramientas. Entre otras cosas, se utilizaron herramientas para la investigación, la escritura/edición y la generación de ilustraciones decorativas. A pesar del control, no se pueden descartar completamente los errores. Nos gustaría enfatizar que el uso de la IA sirve como herramienta de apoyo para proporcionar a nuestros lectores una experiencia de lectura de alta calidad e inspiradora.

Bendis Saage

TDAH en Adultos: Guía Práctica para el Trastorno por Déficit de Atención

Diagnóstico, terapia y estrategias efectivas para la vida diaria con TDAH en la edad adulta

81 Fuentes
44 Diagramas
71 Imágenes
7 Ilustraciones

Queridos lectores,

les agradecemos de corazón que hayan elegido este libro. Con su elección, no solo nos han brindado su confianza, sino también parte de su valioso tiempo. Lo apreciamos mucho.

El TDAH en la edad adulta afecta aproximadamente al 2-4% de los trabajadores, a menudo sin que lo sepan. Este libro especializado, orientado a la práctica, ofrece un camino estructurado a través de los desafíos del TDAH en la vida laboral y personal. Desde la primera evaluación de sospecha hasta enfoques terapéuticos probados y estrategias concretas para la vida laboral, se abordan todos los aspectos relevantes. Con el test de autoevaluación integrado, herramientas prácticas de organización y métodos probados de autogestión, los afectados pueden utilizar sus fortalezas personales de manera específica y sortear elegantemente las trampas típicas. Se presta especial atención a la integración exitosa en el lugar de trabajo mediante estrategias de comunicación y trabajo adaptadas. Este libro combina conocimientos especializados actuales con soluciones prácticas para una vida exitosa con TDAH. Descubra ahora cómo puede transformar sus desafíos relacionados con el TDAH en oportunidades.

Esta guía le proporciona información comprensible y práctica sobre un tema complejo. Gracias a herramientas digitales desarrolladas internamente que también utilizan redes neuronales, pudimos realizar investigaciones exhaustivas. El contenido se ha estructurado de manera óptima y desarrollado hasta la versión final para proporcionarle una visión general bien fundamentada y de fácil acceso. El resultado: obtiene una visión integral y se beneficia de explicaciones claras y ejemplos ilustrativos. El diseño visual también se ha optimizado mediante este método avanzado para que pueda captar y utilizar la información rápidamente.

Nos esforzamos por la máxima precisión, pero agradecemos cualquier indicación de posibles errores. Visite nuestro sitio web para encontrar las últimas correcciones y adiciones a este libro. Estas también se incorporarán en futuras ediciones.

¡Esperamos que disfrute leyendo y descubriendo cosas nuevas! Si tiene sugerencias, críticas o preguntas, esperamos sus comentarios. Solo mediante el intercambio activo con ustedes, los lectores, las futuras ediciones y obras podrán ser aún mejores. ¡Manténgase curioso!

Bendis Saage

Saage Media GmbH - Equipo

- www.SaageBooks.com/es
- support@saagemedia.com
- Spinnereistraße 7 - c/o SpinLab – The HHL Accelerator, 04179 Leipzig, Germany

Acceso rápido al conocimiento

Para garantizar una experiencia de lectura óptima, nos gustaría familiarizarle con las características principales de este libro:

- **Estructura Modular:** Cada capítulo es independiente y puede leerse sin depender de los demás.
- **Investigación Exhaustiva:** Todos los capítulos se basan en una investigación exhaustiva y están respaldados por referencias científicas. Los datos mostrados en los diagramas sirven para una mejor visualización y se basan en suposiciones, no en los datos proporcionados en las fuentes. Una lista completa de fuentes y créditos de imágenes se encuentra en el apéndice.
- **Terminología Clara:** Los términos técnicos subrayados se explican en el glosario.
- **Resúmenes de Capítulos:** Al final de cada capítulo, encontrará resúmenes concisos que le dan una visión general de los puntos clave.
- **Recomendaciones Concretas:** Cada subcapítulo concluye con una lista de consejos específicos para ayudarle a poner en práctica lo aprendido.

Materiales adicionales de bonificación en nuestro sitio web

En nuestro sitio web, planeamos poner a su disposición los siguientes materiales exclusivos:

- Contenido adicional y capítulos extra
- Un resumen general compacto
- Una versión de radioteatro. (En planificación)

El sitio web está actualmente en construcción.

www.SaageBooks.com/es/tdah_en_adultos-bonus-JMABRN

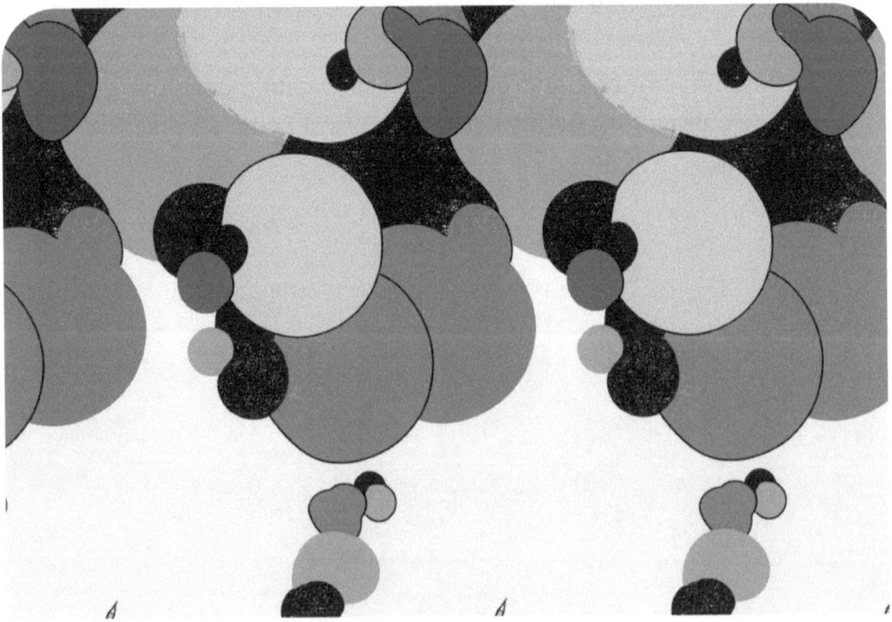

Índice

- 2. Integración Profesional
    - 2. 1 Diseño del puesto de trabajo
        - Organización espacial
        - Estructura temporal
        - Minimización de distracciones
    - 2. 2 Comunicación en el entorno laboral
        - Conversaciones con los superiores
        - Colaboración en equipo
        - Resolución de conflictos
    - 2. 3 Optimización del rendimiento
        - Distribución de tareas orientada a las fortalezas
        - Medidas para fomentar la concentración
        - Gestión exitosa de proyectos

- 3. Posibilidades Terapéuticas
  - 3. 1 Tratamiento médico
    - Grupos de principios activos
    - Planes de administración
    - Manejo de los efectos secundarios
  - 3. 2 Enfoques de terapia conductual
    - Construcción de estructuras
    - Modificación del comportamiento
    - Manejo del estrés
  - 3. 3 Formas de terapia complementarias
    - Terapia de movimiento
    - Técnicas de relajación
    - Asesoramiento nutricional

- 4. Manejo de la vida cotidiana
    - 4. 1 Organización del hogar
        - Planificación de tareas
        - Sistemas de orden
        - Desarrollo de rutinas
    - 4. 2 Construcción de relaciones
        - Comunicación de pareja
        - Interacción familiar
        - Contactos sociales
    - 4. 3 Organización del tiempo libre
        - Planificación de actividades
        - Fomento de intereses
        - Fases de descanso

1. Diagnóstico y Autoconocimiento

¿Cómo se puede reconocer si las propias dificultades de concentración y problemas de organización se deben realmente al TDAH? El camino hacia la claridad pasa por un inventario sistemático del propio comportamiento y una evaluación médica fundamentada. Mientras que algunas personas viven durante años con la sospecha de tener TDAH, a menudo evitan el paso decisivo hacia un diagnóstico profesional. La profunda reflexión sobre los propios patrones de comportamiento constituye la base para cualquier paso de desarrollo posterior. En este capítulo, iluminamos el proceso que va desde las primeras intuiciones hasta el conocimiento seguro.

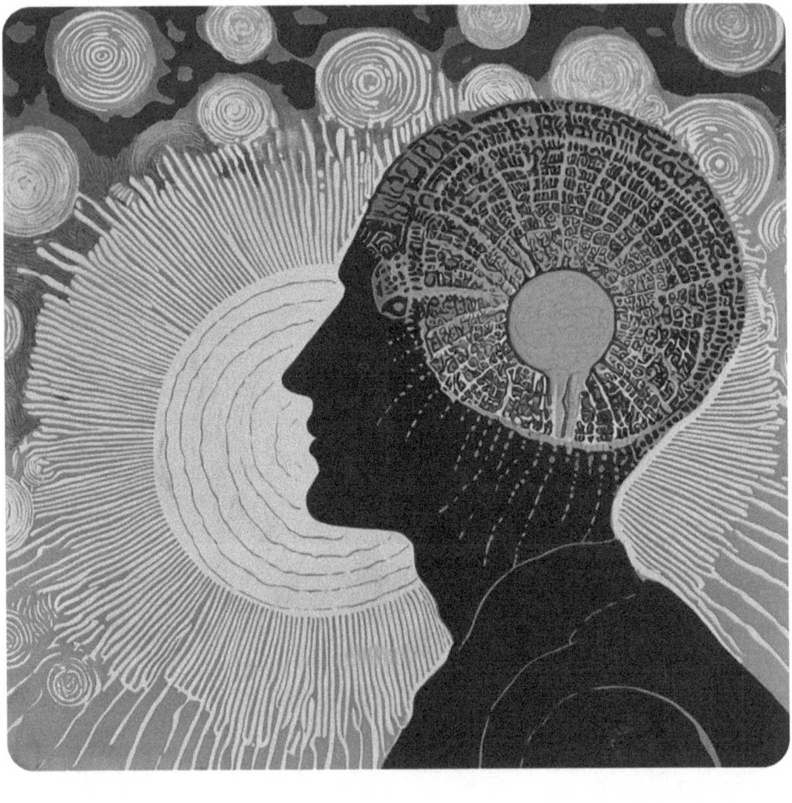

1. 1 Diagnóstico Profesional

Un diagnóstico profesional de TDAH en la edad adulta es complejo y requiere más que solo la recopilación de síntomas actuales. La exclusión de otras causas médicas o psicológicas, el análisis de comportamientos problemáticos en la infancia y los procedimientos de prueba objetivos juegan un papel crucial. Este enfoque multifacético es necesario para reconocer las a menudo sutiles e individuales manifestaciones del TDAH y evitar diagnósticos erróneos. Siga leyendo para comprender en detalle los pasos individuales en el proceso de diagnóstico profesional.

Un diagnóstico integral de TDAH requiere la combinación de datos objetivos de pruebas médicas y neuropsicológicas con descripciones subjetivas de los síntomas desde la perspectiva del propio individuo y de terceros, para excluir otras enfermedades y obtener una imagen completa de las discapacidades individuales.

Exámenes médicos

Los exámenes médicos juegan un papel importante en el diagnóstico del TDAH, centrándose en la exclusión de otras causas médicas para los síntomas observados [s1]. Problemas de tiroides, trastornos del sueño o enfermedades neurológicas pueden provocar síntomas similares al TDAH. Un examen físico exhaustivo, complementado si es necesario con análisis de sangre o un EEG (electroencefalograma), ayuda a descartar tales enfermedades [s2]. Por lo tanto, el examen médico sirve para el diagnóstico diferencial. Proporciona información importante para asegurar que los síntomas se deban realmente al TDAH y no a otra causa médica. Además del examen físico, también se pueden considerar pruebas neuropsicológicas [s3]. Aunque estas pruebas no proporcionan un diagnóstico definitivo de TDAH, pueden ofrecer información adicional sobre funciones cognitivas como la atención, la memoria y las funciones ejecutivas [s1]. Así, en un paciente con dificultades de concentración, las pruebas neuropsicológicas pueden ayudar a determinar con mayor precisión la magnitud y el tipo de deterioro. Sin embargo, los resultados de estas pruebas deben interpretarse en el contexto de toda la evaluación clínica y no utilizarse como único criterio de diagnóstico. La combinación de medidas subjetivas y

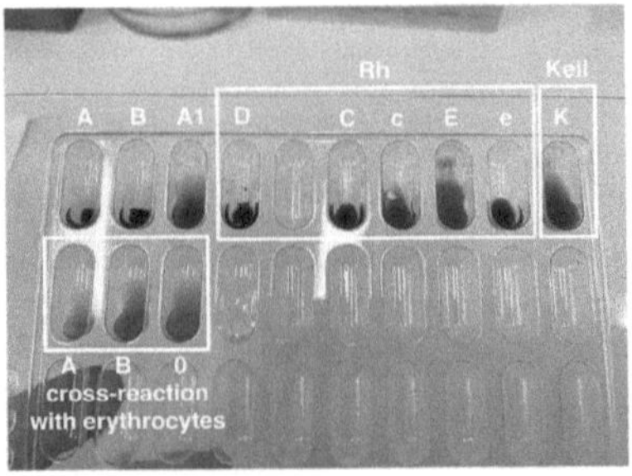

Análisis de sangre [i1]

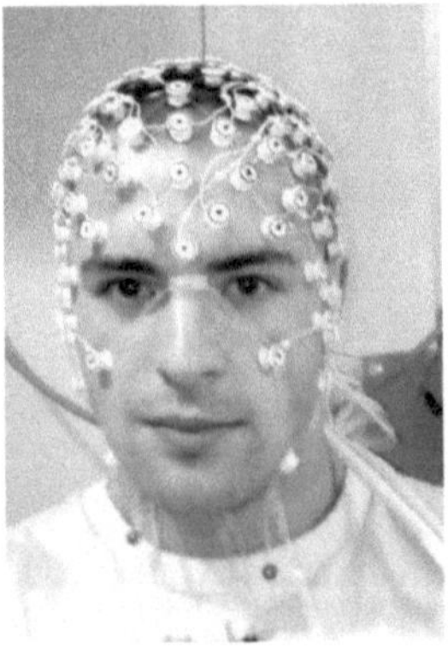

Electroencefalograma [i2]

objetivas aumenta la precisión diagnóstica [s4]. Las medidas subjetivas, como entrevistas clínicas y cuestionarios, capturan las experiencias y percepciones personales del paciente y su entorno [s3]. Las medidas objetivas, como las pruebas neuropsicológicas, proporcionan información basada en datos sobre el rendimiento cognitivo. Al combinar ambos enfoques, se obtiene una imagen más completa que apoya el diagnóstico del TDAH.

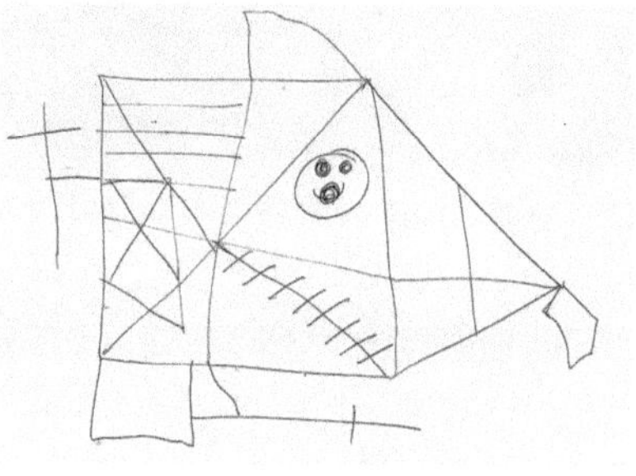

Pruebas neuropsicológicas [i3]

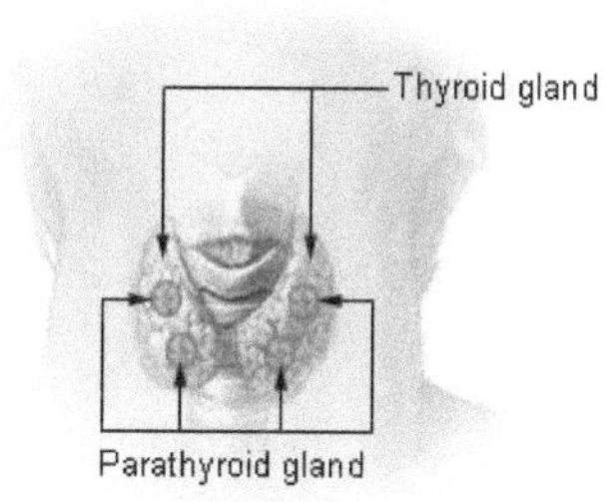

Tiroides [i4]

Bueno saber

EEG (electroencefalograma)

Un EEG es un método para medir la actividad eléctrica del cerebro. En el contexto del diagnóstico del TDAH, un EEG puede ayudar a descartar otras enfermedades neurológicas que pueden provocar síntomas similares al TDAH. Sin embargo, no se utiliza para el diagnóstico directo del TDAH.

Pruebas neuropsicológicas

Las pruebas neuropsicológicas evalúan funciones cognitivas como la atención, la memoria y las funciones ejecutivas. Pueden proporcionar pistas valiosas en el diagnóstico del TDAH al mostrar fortalezas y debilidades específicas en el perfil cognitivo. Esta información ayuda a precisar el diagnóstico y a adaptar la terapia de manera individual.

Gravedad de los síntomas del TDAH a lo largo del tiempo

Ilustra el impacto potencial de la terapia en los síntomas del TDAH.

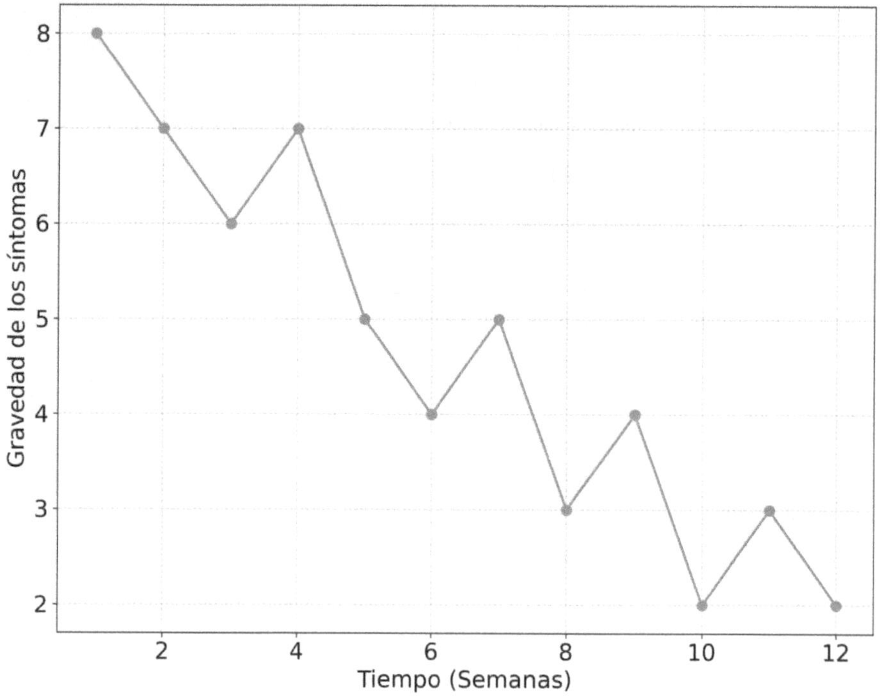

El gráfico muestra una tendencia general a la baja en la gravedad de los síntomas, lo que sugiere una respuesta positiva al tratamiento. Sin embargo, las fluctuaciones resaltan la naturaleza compleja del TDAH y la posibilidad de necesitar ajustes en el enfoque terapéutico a lo largo del tiempo.

Pruebas psicológicas

Las pruebas psicológicas son un componente importante en el diagnóstico del TDAH en adultos. Complementan el examen médico y proporcionan valiosos conocimientos sobre las funciones cognitivas y el comportamiento. Se utilizan diferentes métodos de prueba que varían en sus enfoques. Cuestionarios, como escalas de autoevaluación y evaluación externa, capturan experiencias subjetivas con los síntomas del TDAH. Un cuestionario de autoevaluación recoge la percepción del afectado, mientras que en una evaluación externa, familiares o amigos documentan sus valoraciones [s5]. Estas diferentes perspectivas ofrecen una imagen más completa. Por ejemplo, las dificultades de concentración en el trabajo pueden ser más notadas por los colegas, mientras que las dificultades para organizar el hogar son más reportadas por la pareja. Los tests neuropsicológicos, en cambio, proporcionan datos objetivables sobre el rendimiento cognitivo. Evalúan, entre otros, la atención, la memoria de trabajo, el control de impulsos y la capacidad de planificación. Estas pruebas pueden ayudar a identificar déficits específicos relacionados con el TDAH. Un ejemplo de esto es la prueba de Stroop, que mide la capacidad de suprimir reacciones automáticas y mostrar flexibilidad cognitiva. Los resultados de las pruebas psicológicas deben ser siempre considerados en el contexto general del diagnóstico. La combinación de informes subjetivos y resultados de pruebas objetivas, junto con la historia médica, permite una evaluación diferenciada y contribuye a una decisión diagnóstica fundamentada [s6]. Los instrumentos de cribado validados, utilizados por profesionales con la experiencia adecuada, apoyan la detección del TDAH en adultos [s7] [s8].

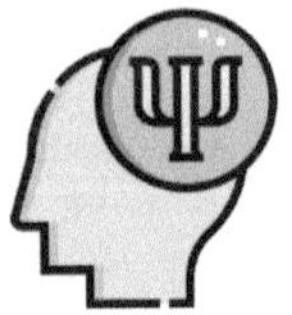

Rojo Verde Morado
Marrón Azul Rojo

Morado Rojo Marrón
Rojo Verde Azul

Test de Stroop [i5]

Bueno saber

Funciones cognitivas

Las funciones cognitivas describen las habilidades mentales que nos permiten recibir, procesar y aplicar información. En el TDAH, las funciones cognitivas como la atención, la memoria y la capacidad de planificación pueden verse afectadas. Por lo tanto, una investigación detallada de estas funciones es importante para el diagnóstico.

Instrumentos de cribado validados

Los instrumentos de cribado validados son cuestionarios o pruebas estandarizadas diseñadas para detectar el TDAH en adultos. Sirven como primer paso en el proceso diagnóstico y ayudan a identificar a personas que podrían beneficiarse de un diagnóstico más exhaustivo del TDAH. Sin embargo, los resultados de un cribado por sí solos no son suficientes para un diagnóstico definitivo.

Pruebas neuropsicológicas

Las pruebas neuropsicológicas son procedimientos estandarizados que examinan varios aspectos del rendimiento cognitivo, como la atención, la memoria, las funciones ejecutivas y la velocidad de procesamiento de la información. Ayudan a determinar la naturaleza y la gravedad de las discapacidades cognitivas en el TDAH y proporcionan datos objetivos para el diagnóstico.

Resultados de la Evaluación del TDAH

Comparación de diferentes puntuaciones de evaluación

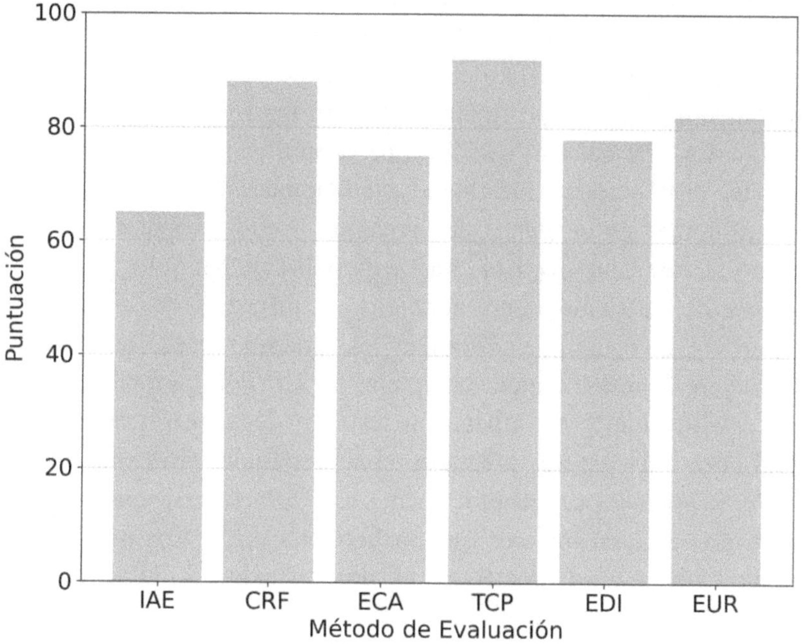

CRF: CRF-A

EDI: Entrevista Diagnóstica

IAE: IAE-3 Autoinforme

ECA: ECA-S:L

EUR: Escala de Utah Wender

TCP: Prueba de Rendimiento Continuo

Los resultados indican una elevación significativa en las puntuaciones de inatención e hiperactividad/impulsividad, lo que sugiere una alta probabilidad de TDAH. Si bien existe cierta variabilidad entre las medidas, el patrón general respalda la hipótesis diagnóstica. La puntuación ligeramente inferior en la medida de autoinforme podría reflejar discrepancias entre la autopercepción y el comportamiento observado, destacando la importancia de utilizar múltiples métodos de evaluación.

Documentación de la sintomatología

Una documentación exhaustiva de la sintomatología es esencial para el diagnóstico de TDAH en adultos. Incluye tanto la recopilación de quejas actuales como la consideración retrospectiva de comportamientos problemáticos en la infancia [s9] [s10]. Entrevistas semiestructuradas, en las que se pregunta específicamente sobre síntomas de falta de atención, hiperactividad e impulsividad, forman la base [s10]. Además, cuestionarios de autoevaluación, que cuantifican la gravedad de los síntomas, proporcionan información adicional [s10]. La manifestación de los síntomas en al menos dos áreas de la vida, como el trabajo y la familia, es relevante para el diagnóstico [s11]. No solo la percepción subjetiva del afectado, sino también los informes de terceros, como familiares o colegas, que describen los síntomas desde su perspectiva, contribuyen a una imagen completa [s12]. Por ejemplo, un colega puede evaluar mejor el impacto de la falta de atención en el contexto laboral que el propio afectado. La documentación también debe considerar aspectos de género, ya que el TDAH puede manifestarse de manera diferente en mujeres que en hombres [s12]. Los mecanismos de compensación que los afectados han desarrollado a lo largo de los años para ocultar la sintomatología también deben ser considerados para obtener una imagen lo más auténtica posible de las limitaciones [s12]. La recopilación sistemática de los síntomas mediante instrumentos estandarizados – entre otros, escalas de evaluación específicas – permite una evaluación objetiva del grado de severidad y apoya el diagnóstico [s9]. Es especialmente importante diferenciar entre otros trastornos mentales, ya que los síntomas del TDAH también pueden aparecer en otros cuadros clínicos [s9]. Solo si los síntomas no pueden explicarse por otro trastorno psiquiátrico, el diagnóstico de TDAH está justificado [s9]. La recopilación retrospectiva de los síntomas en la infancia puede realizarse mediante el uso de escalas de autoevaluación validadas y a través de conversaciones con familiares o personas significativas de la infancia [s11] [s9]. Sin embargo, recordar los síntomas de la infancia puede ser a veces difícil, por lo que es útil preguntar por ejemplos concretos de la época escolar o del entorno familiar [s11]. La combinación de informes propios y ajenos, cuestionarios estandarizados y una análisis detallado permite una evaluación diferenciada y forma la base para una decisión diagnóstica fundamentada.

Frecuencia de los Síntomas del TDAH

Frecuencia de los síntomas del TDAH en adultos.

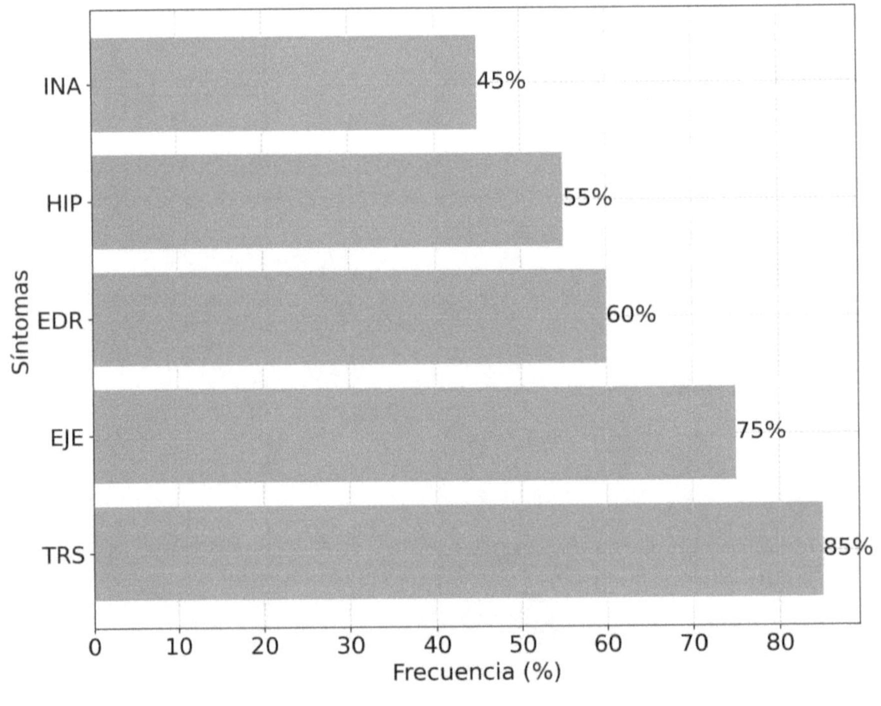

EDR: Desregulación Emocional

EJE: Disfunción Ejecutiva

HIP: Hiperactividad/Impulsividad

INA: Inatención

TRS: Trastornos del Sueño

El gráfico destaca la prevalencia variable de los síntomas del TDAH, siendo la inatención y la hiperactividad/impulsividad los más comúnmente reportados. La desregulación emocional, aunque menos frecuente que los síntomas centrales, todavía afecta a una parte significativa de las personas y subraya la importancia de un enfoque de diagnóstico integral.

Consejos concretos

- Integre la autoexperiencia del paciente de manera activa en el proceso diagnóstico.
- Pida al paciente que lleve un diario sobre sus síntomas y sus efectos.
- Analice junto con el paciente patrones y desencadenantes recurrentes en su vida diaria.
- Incorpore la percepción subjetiva del paciente sobre sus fortalezas y recursos en el diagnóstico.
- Desarrolle junto con el paciente criterios de medición individuales para el éxito terapéutico que vayan más allá de las escalas estandarizadas.
- Utilice métodos creativos como dibujos o juegos de rol para facilitar el acceso del paciente a sus emociones y patrones de comportamiento.
- Reflexione regularmente sobre el proceso diagnóstico con el paciente y ajústelo si es necesario.
- Cree un espacio seguro para el paciente, donde pueda hablar abiertamente sobre sus dificultades y miedos.
- Considere el diagnóstico no como un proceso cerrado, sino como un intercambio dinámico entre usted y el paciente.
- Anime al paciente a participar activamente en el diagnóstico y a plantear sus propias preguntas.
- No se base exclusivamente en procedimientos de prueba estandarizados, sino que desarrolle un enfoque diagnóstico individual.
- Incorpore, si es necesario, a otros profesionales, como terapeutas ocupacionales o trabajadores sociales, en el proceso diagnóstico.
- Documente todo el proceso diagnóstico de manera transparente y comprensible.

1. 2 Autoevaluación estructurada

La autoevaluación estructurada es un paso importante para el diagnóstico del TDAH. Permite reconocer y analizar patrones de comportamiento que a menudo pasan desapercibidos en la vida cotidiana. Sin embargo, esta autoobservación sistemática presenta desafíos: las percepciones subjetivas y las distorsiones inconscientes pueden influir en el resultado. Además, la diversidad de los síntomas del TDAH dificulta una asignación clara. Obtenga claridad sobre sus fortalezas y debilidades individuales: la base para un diagnóstico y tratamiento exitosos.

La autoevaluación estructurada en el TDAH requiere tanto la perspectiva propia como la ajena para descubrir puntos ciegos y obtener una imagen completa de los propios patrones de comportamiento.

Observación del comportamiento

La observación del comportamiento representa un componente importante en la autoevaluación del TDAH en la edad adulta. Permite una visión más detallada de los patrones de comportamiento que a menudo pasan desapercibidos en la vida cotidiana. A través de la observación intencionada, se pueden reconocer y documentar signos sutiles que pueden indicar TDAH. No se trata solo de confirmar síntomas sospechosos, sino también de identificar manifestaciones individuales y fortalezas. Esto puede significar, concretamente, tomar notas sobre comportamientos típicos en la vida diaria durante un período definido (entre otros, una semana). Se pueden considerar diferentes áreas: concentración (¿cuánto tiempo puedo concentrarme en una tarea?), impulsividad (¿interrumpo a otros con frecuencia?), organización (¿olvido citas o pierdo objetos importantes?) y regulación emocional (¿reacciono de manera excesivamente emocional a ciertas situaciones?). Esta recolección sistemática de datos de comportamiento proporciona una base valiosa para el diagnóstico posterior y la planificación de la terapia. Sin embargo, la autoobservación no está libre de posibles sesgos. La propia percepción puede verse influenciada por sensaciones subjetivas y creencias existentes [s13]. Por lo tanto, es recomendable incluir también la perspectiva de otras personas. Las observaciones de familiares, amigos o colegas que conocen bien a la persona afectada pueden proporcionar valiosas adiciones. Esta observación externa puede ayudar a descubrir puntos ciegos en la auto-percepción y obtener una imagen más completa del comportamiento. La combinación de autoobservación y observación externa aumenta la precisión de la evaluación y puede llevar a un diagnóstico más preciso [s13]. Es importante que la persona consultada esté informada sobre el propósito de la observación y dé su consentimiento. La observación debe centrarse en comportamientos concretos y documentarse de manera objetiva. Los resultados de la observación externa deben compararse posteriormente con las propias observaciones y discutirse en conjunto. Este intercambio puede llevar a una comprensión más profunda de los propios patrones de

comportamiento y ayuda a evaluar mejor la relevancia de los síntomas observados para un posible diagnóstico de TDAH. Aunque la autoobservación y la observación externa proporcionan datos clínicamente relevantes sobre problemas de atención en adultos, no son suficientes por sí solas para diferenciar el TDAH de otros trastornos mentales [s13]. La observación del propio comportamiento y la obtención de observaciones externas son herramientas valiosas en el marco de una autoevaluación estructurada. Ofrecen la oportunidad de percibir y analizar conscientemente los patrones de comportamiento. Los datos recopilados pueden servir como base para pasos diagnósticos adicionales y ayudar a desarrollar una comprensión integral de las propias fortalezas y debilidades. La integración de ambas perspectivas, auto-percepción y percepción externa, contribuye a obtener una imagen diferenciada y apoya el proceso de diagnóstico [s13]. Sin embargo, la observación por sí sola no es suficiente para un diagnóstico, sino que es un componente de un proceso diagnóstico integral.

Bueno saber

Observación externa

La observación externa significa que otra persona, por ejemplo, una pareja o un amigo, observa el comportamiento de la persona afectada y describe sus impresiones. Esto puede ayudar a identificar puntos ciegos en la auto-percepción.

Planificación de la terapia

La planificación de la terapia para el TDAH considera las necesidades individuales y abarca diferentes enfoques de tratamiento, como la psicoeducación, la terapia conductual y los medicamentos.

Sistemática

Una recolección sistemática de datos de comportamiento en el marco de la autoobservación implica el registro estructurado y regular de observaciones, por ejemplo, utilizando un diario o una aplicación.

Subjetiva

Las sensaciones subjetivas son percepciones y sentimientos personales que pueden influir en la autoobservación, por ejemplo, a través del estado de ánimo o las expectativas.

Sutil

Los signos sutiles de TDAH son difíciles de reconocer y pueden manifestarse, por ejemplo, en una ligera distracción o problemas para organizar.

Patrones de comportamiento en el TDAH en adultos

Frecuencia, intensidad y duración de las conductas relacionadas con el TDAH.

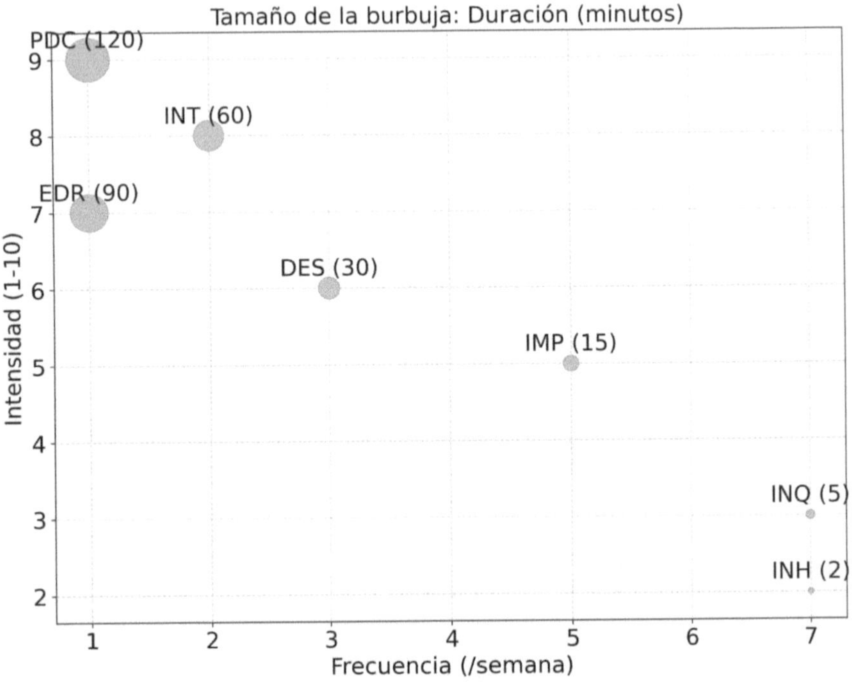

Blasengröße: Duración (minutos)

DES: Desorganización

IMP: Impulsividad

INQ: Inquietud

PDC: Problemas de concentración

EDR: Desregulación emocional

INH: Inquietud

INT: Interrumpir

Este gráfico revela patrones distintos en las conductas relacionadas con el TDAH. Las conductas de alta frecuencia tienden a ser de menor duración, mientras que las conductas menos frecuentes pueden ser significativamente más intensas cuando ocurren. Algunas conductas muestran una combinación de alta intensidad y larga duración, lo que sugiere que estas pueden tener un impacto particularmente importante en la vida diaria y justifican una intervención específica.

Diario de síntomas

Un diario de síntomas ayuda a registrar sistemáticamente los síntomas del TDAH y a seguir su evolución a lo largo del tiempo [s14]. Permite reconocer las relaciones entre situaciones específicas, comportamientos y la aparición o intensidad de los síntomas. Esta información constituye una base sólida para la planificación del tratamiento y la evaluación del éxito terapéutico. Al documentar síntomas como la falta de atención, la impulsividad o la hiperactividad, así como problemas concomitantes como trastornos del sueño o cambios de humor, se crea una imagen detallada del cuadro clínico individual. Un diario de síntomas puede proporcionar información sobre la frecuencia, duración y gravedad de los síntomas. Este registro preciso permite identificar desencadenantes específicos y factores que agravan los síntomas. Así, en el transcurso de la terapia, se pueden desarrollar estrategias específicas para el manejo de los síntomas y verificar su eficacia [s14]. La combinación con entrenamiento de la atención plena puede agudizar la autopercepción y profundizar la comprensión de los propios síntomas [s15]. Los ejercicios de atención plena fomentan la capacidad de permanecer en el aquí y ahora y observar pensamientos y sentimientos sin juzgarlos. Esta mayor atención a los procesos internos puede tener un efecto positivo en la documentación de los síntomas y proporcionar información adicional sobre la relación entre atención, emociones y comportamiento. Sin embargo, es importante ser consciente de la posible subjetividad de los autoinformes [s16]. La propia percepción puede verse influenciada por diversos factores, lo que puede llevar a una desviación de las observaciones externas. Para minimizar este problema, es útil hacer la documentación lo más objetiva y concreta posible, centrándose en comportamientos observables y medidas cuantificables. Un ejemplo de esto sería, en lugar de anotar "Hoy estuve muy distraído", describir eventos

concretos, como "Perdí el hilo de la conversación tres veces durante la reunión y tuve que preguntar de nuevo".

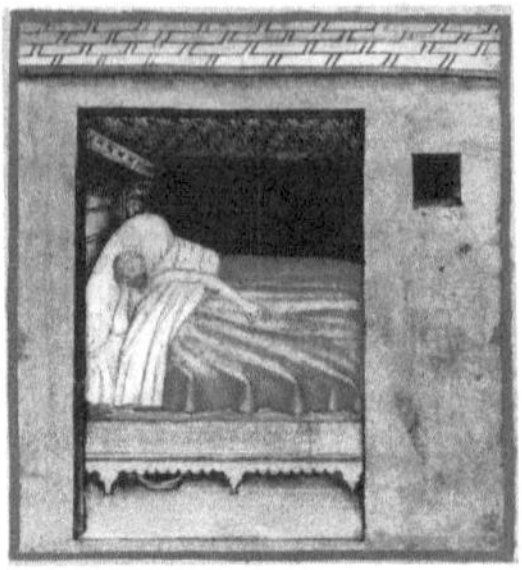

Trastorno del sueño [i6]

Bueno saber

Diario de síntomas

Un diario estructurado en el que se registran regularmente los síntomas del TDAH, su manifestación y posibles desencadenantes, para reconocer patrones y relaciones y ajustar la terapia.

Entrenamiento de la atención plena

Un método que promueve la percepción consciente de pensamientos, sentimientos y sensaciones corporales en el momento presente, sin juzgarlos. En el contexto del TDAH, el entrenamiento de la atención plena puede ayudar a mejorar la autopercepción y a controlar mejor los impulsos.

Observaciones externas

Observaciones del comportamiento y estado de una persona por parte de otros, como familiares, amigos o terapeutas. Las observaciones externas pueden ofrecer perspectivas adicionales sobre los síntomas del TDAH y complementar la autoevaluación.

Severidad de los Síntomas a lo Largo del Tiempo

Ilustra la fluctuación de la severidad de los síntomas del TDAH a lo largo de una semana.

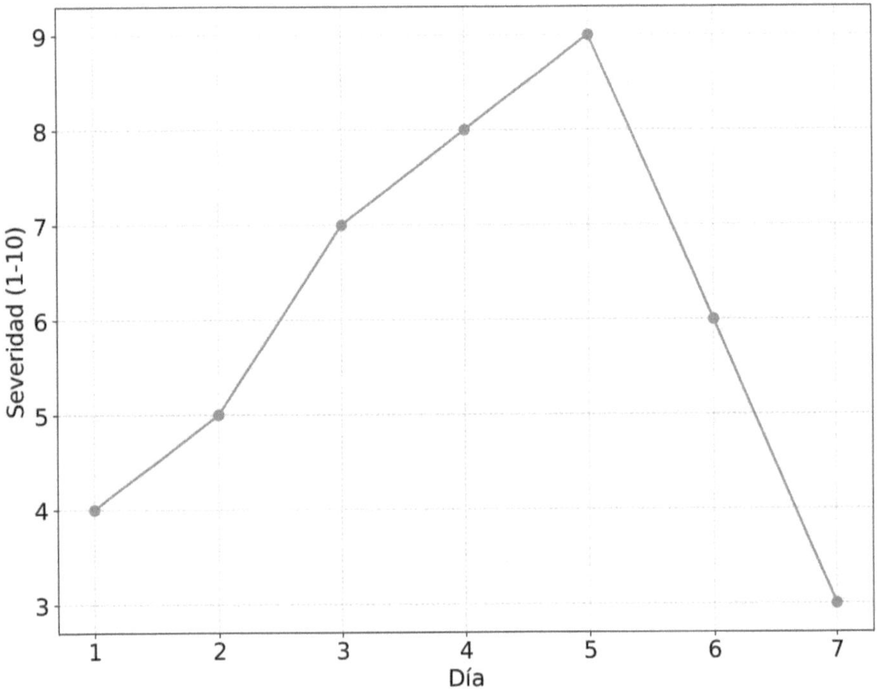

El gráfico revela un patrón cíclico en la severidad de los síntomas, con picos a mediados de semana y niveles más bajos durante el fin de semana. Esto podría indicar la influencia del estrés relacionado con el trabajo o cambios en la rutina. Los datos sugieren la necesidad de un examen más detenido de las actividades diarias y los posibles desencadenantes durante los períodos pico para identificar estrategias de afrontamiento.

Evaluación de la autoobservación

Evaluación de la autoobservación La evaluación de los datos recopilados a partir de la observación del comportamiento y el diario de síntomas es el siguiente paso para obtener una imagen clara de los propios patrones de comportamiento. Se trata de analizar las observaciones y síntomas documentados e identificar tendencias recurrentes. En lugar de considerar solo incidentes individuales, concéntrese en patrones generales. ¿Con qué frecuencia ocurre un comportamiento específico? ¿En qué situaciones es particularmente pronunciado? ¿Existen conexiones entre ciertos desencadenantes y los síntomas documentados? Este análisis permite identificar áreas problemáticas específicas y comprender su impacto en la vida cotidiana. Por ejemplo, podría mostrarse que las dificultades de concentración ocurren principalmente en tareas complejas, mientras que las reacciones impulsivas son más comunes en situaciones estresantes. La autoobservación ofrece valiosas perspectivas sobre el propio comportamiento, pero también puede estar influenciada por la percepción subjetiva [s17]. Es útil comparar sus propios registros con las perspectivas de otros para obtener una comprensión más completa. Las observaciones externas de familiares o amigos pueden proporcionar información adicional y revelar "puntos ciegos" en la auto-percepción. Es recomendable obtener las evaluaciones externas de manera sistemática y centrarse en comportamientos concretos. Si, por ejemplo, los familiares observan una mayor impuntualidad, mientras que uno mismo no considera este aspecto problemático, esto puede ser una señal importante. La comparación de la perspectiva propia y la ajena permite validar las propias observaciones y evaluar mejor la relevancia de los síntomas para un posible diagnóstico de TDAH [s17]. Tenga en cuenta que la autoevaluación de los síntomas a menudo difiere de las evaluaciones de otros [s17]. Esta discrepancia puede proporcionar pistas importantes y debe ser considerada en el proceso de diagnóstico. La combinación de la autoobservación y la observación externa aumenta la precisión de la captura de síntomas y contribuye a un diagnóstico más fundamentado. La evaluación de la autoobservación es un proceso iterativo. Los conocimientos obtenidos pueden utilizarse para refinar la autoobservación y desarrollar preguntas específicas. Por ejemplo, después del primer análisis, puede prestar atención a situaciones específicas o intensificar la documentación de ciertos síntomas. Este proceso continuo de reflexión y ajuste permite desarrollar una imagen cada vez más diferenciada de los propios patrones de comportamiento y sentar las bases para una terapia dirigida.

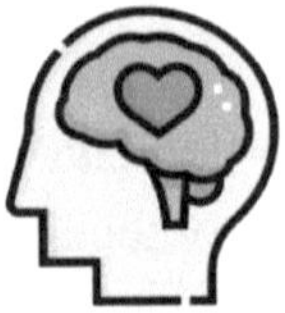

Bueno saber

Conexiones

En la autoevaluación estructurada, se trata de reconocer conexiones entre ciertas situaciones, emociones y comportamientos. Comprender estas conexiones ayuda a identificar patrones en el propio comportamiento y a entender los desencadenantes de los síntomas de TDAH.

Sistemático

Sistemático significa llevar a cabo la autoobservación de manera estructurada y según un plan. Esto puede incluir el uso de listas de verificación, diarios o escalas de evaluación para registrar y evaluar de manera específica los propios comportamientos y síntomas.

Observación externa

Las observaciones externas son valiosas adiciones a la autoobservación. A través de la perspectiva de familiares, amigos o colegas, se pueden reconocer comportamientos que uno mismo no percibe. Esto ayuda a obtener una imagen más completa de los propios síntomas de TDAH.

Patrones generales

Los patrones generales en la autoobservación son comportamientos o síntomas que se repiten a lo largo de diferentes situaciones y períodos, lo que puede indicar un problema subyacente, como el TDAH.

Distribución de las conductas observadas (autoevaluación del TDAH)

Desglose de las conductas relacionadas con el TDAH durante el autocontrol.

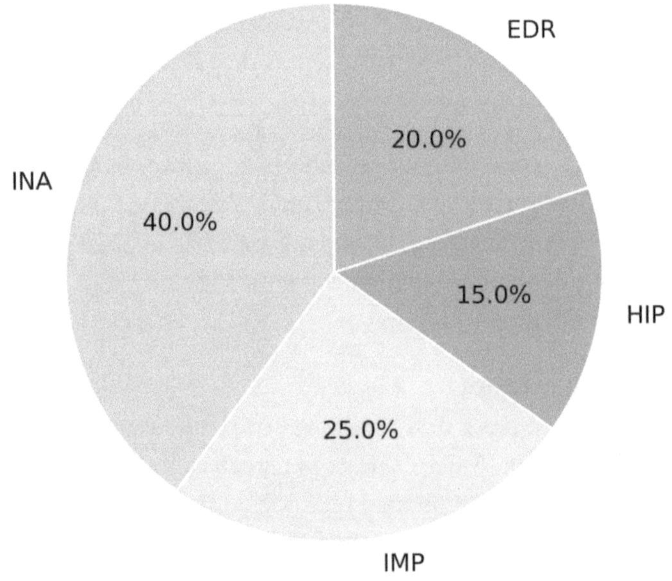

EDR: Desregulación emocional

IMP: Impulsividad

HIP: Hiperactividad/Inquietud

INA: Inatención/Dificultad para concentrarse

Este gráfico destaca la frecuencia relativa de las diferentes conductas relacionadas con el TDAH observadas durante el período de autocontrol. El segmento más grande representa la conducta observada con mayor frecuencia, lo que sugiere que puede ser un área principal para las estrategias de intervención. Los segmentos más pequeños indican conductas menos frecuentes, que aún pueden contribuir a los desafíos generales. Comprender esta distribución permite un enfoque personalizado para controlar los síntomas del TDAH.

Consejos concretos

- Vincule sus observaciones con eventos cotidianos concretos para comprender mejor su influencia en su comportamiento.
- Elabore una tabla en la que registre diferentes comportamientos (por ejemplo, compras impulsivas) y sus respectivas consecuencias.
- Visualice sus progresos en la autoobservación, llevando, por ejemplo, un termómetro de estado de ánimo para su capacidad de concentración.
- Utilice la autoevaluación estructurada para identificar y potenciar sus fortalezas personales en el manejo de desafíos específicos del TDAH.
- Desarrolle estrategias individuales de autorregulación basadas en los resultados de su autoevaluación, como pausas cortas para moverse durante actividades que requieren concentración prolongada.
- Reflexione sobre su autoevaluación de manera regular y ajuste sus estrategias a las necesidades cambiantes.
- Comparta sus experiencias con otros afectados sobre la autoevaluación estructurada para obtener nuevos impulsos.
- Establezca metas realistas para la autoevaluación y el manejo de sus desafíos personales.
- Recompénsese por sus progresos en la autoobservación y la autorregulación.
- Cuestione críticamente sus propias percepciones y esté abierto a nuevas perspectivas sobre su comportamiento.
- Considere la autoevaluación estructurada como una herramienta para el desarrollo continuo de su autoconocimiento.

1. 3 Consideración diferenciada

El TDAH en adultos rara vez se presenta solo. Las comorbilidades como los trastornos de ansiedad, la depresión o los trastornos del sueño influyen en el curso y complican el tratamiento. La edad y el sexo también moldean la manifestación del TDAH, desde la hiperactividad en la infancia hasta los problemas de concentración en la edad adulta. Estos diversos aspectos requieren una consideración diferenciada para desarrollar el diagnóstico correcto y un plan de tratamiento individual. Siga leyendo para comprender los factores decisivos para su autoconocimiento.

Un diagnóstico y tratamiento exitosos del TDAH requieren una consideración diferenciada que tenga en cuenta las comorbilidades, la edad, el sexo y la fase de vida, para reconocer las necesidades individuales y desarrollar estrategias personalizadas.

Reconocer comorbilidades

El TDAH en adultos rara vez se presenta de forma aislada. A menudo existen otras enfermedades, denominadas comorbilidades o enfermedades concomitantes, que coexisten con el TDAH. Estas comorbilidades pueden influir en el curso del TDAH y complicar el tratamiento. Por lo tanto, reconocer estas enfermedades adicionales es esencial para una terapia exitosa. Por ejemplo, pueden presentarse trastornos gastrointestinales, trastornos del sueño, obesidad o epilepsia junto con el TDAH [s18]. Las comorbilidades pueden ser de naturaleza diversa e incluyen tanto trastornos físicos como psicológicos. En el ámbito de las enfermedades mentales, a menudo se encuentran trastornos de ansiedad, depresión, trastornos obsesivo-compulsivos o adicciones. El TDAH puede presentarse, por ejemplo, en el 25% al 81% de los casos junto con otros diagnósticos psiquiátricos [s18]. En los trastornos obsesivo-compulsivos, las comorbilidades también son comunes, siendo dominantes los trastornos afectivos y los trastornos de ansiedad [s19]. La edad y el sexo influyen en la aparición de cada comorbilidad. Así, en pacientes mayores, la depresión y las adicciones son más frecuentes, mientras que en pacientes más jóvenes, los trastornos de ansiedad

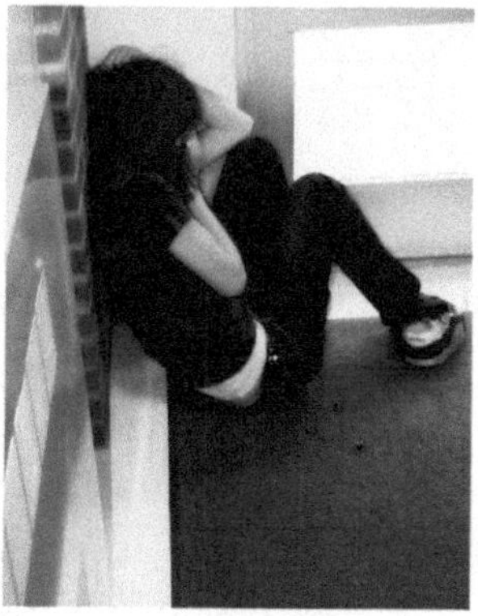

Depresión [i7]

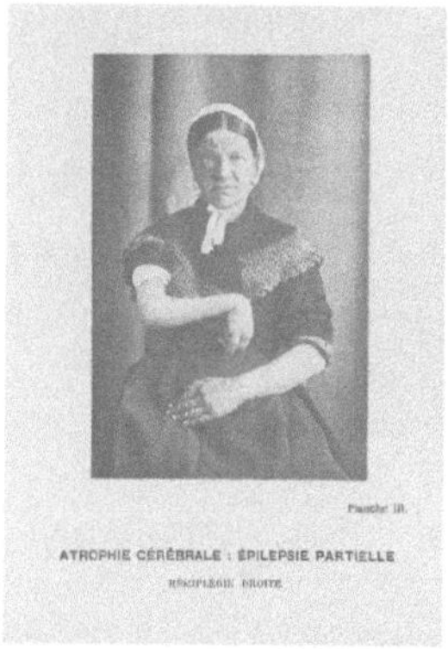

Epilepsia [i8]

predominan [s19]. Un diagnóstico exhaustivo es importante para identificar tanto el TDAH como todas las comorbilidades presentes. Un enfoque estructurado que cubra diversas áreas, desde la salud física hasta el estado de ánimo y el comportamiento del sueño, permite una evaluación integral. Solo así se puede elaborar un plan de tratamiento individual que tenga en cuenta las necesidades específicas del paciente. Un enfoque terapéutico exitoso integra el tratamiento de todas las enfermedades presentes para mejorar de manera sostenible la calidad de vida. Un análisis adicional del sueño puede proporcionar información valiosa, por ejemplo, si se sospecha que los trastornos del sueño son una comorbilidad. A través del diagnóstico y tratamiento específicos de las comorbilidades, se pueden controlar mejor los síntomas del TDAH y mejorar el pronóstico general.

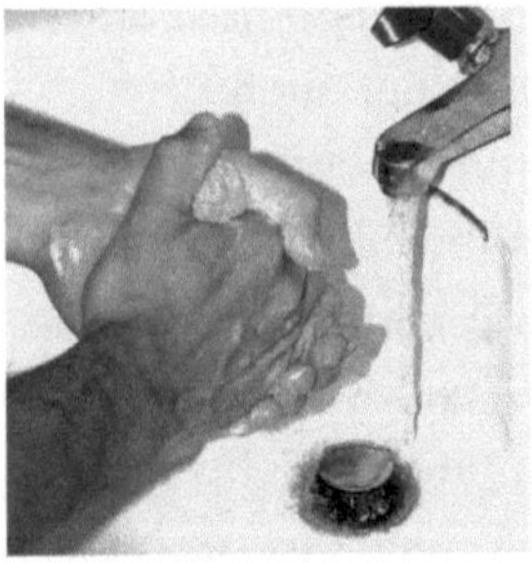

Trastorno obsesivo-compulsivo (TOC) [i9]

Comorbilidades comunes del TDAH en adultos

Distribución de comorbilidades comunes en adultos diagnosticados con TDAH.

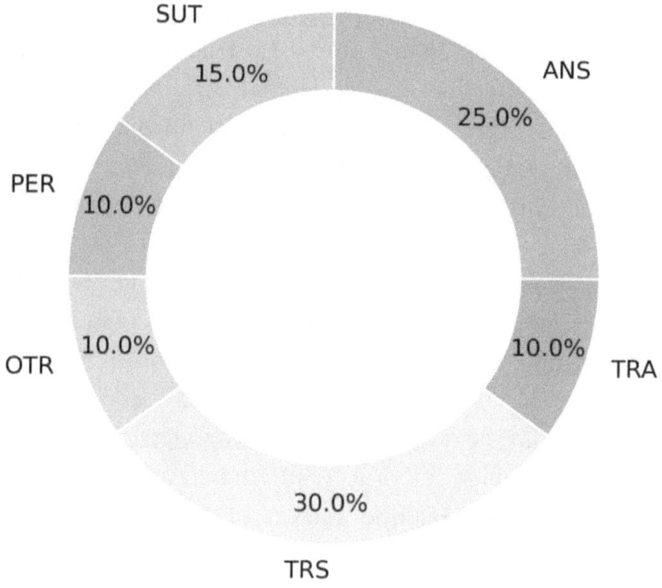

ANS: Trastornos de ansiedad (p. ej., TAG, ansiedad social)

PER: Trastornos de la personalidad

TRA: Trastornos de aprendizaje

OTR: Otros (p. ej., trastornos del sueño, trastornos de tics)

SUT: Trastornos por uso de sustancias

TRS: Trastornos del estado de ánimo (p. ej., depresión, bipolar)

Esta gráfica destaca la prevalencia significativa de afecciones comórbidas en adultos con TDAH. Los trastornos del estado de ánimo, los trastornos de ansiedad y los trastornos por uso de sustancias representan porciones sustanciales, lo que enfatiza la importancia de una evaluación integral y enfoques de tratamiento integrados. Si bien las discapacidades de aprendizaje y los trastornos de la personalidad son menos frecuentes, aún afectan a un porcentaje notable de personas y deben tenerse en cuenta durante el diagnóstico y la planificación del tratamiento. Reconocer y abordar estas comorbilidades es crucial para mejorar el bienestar general y los resultados del tratamiento.

Características específicas de la etapa de la vida

El TDAH cambia a lo largo de la vida. La manifestación de los síntomas varía entre las diferentes etapas de la vida. Mientras que en la infancia la hiperactividad y la impulsividad pueden estar en primer plano, en la edad adulta la inatención cobra mayor relevancia [s20]. Este cambio en la sintomatología no significa que las dificultades originales desaparezcan, sino que se transforman y se adaptan a la etapa de la vida correspondiente. Por ejemplo, la impulsividad infantil puede manifestarse en la edad adulta como dificultades con la regulación emocional o en forma de decisiones imprudentes. La adaptación a la etapa de la vida también requiere un ajuste en las estrategias para manejar el TDAH. Lo que fue útil en la infancia puede no serlo en la adultez. Un niño se beneficia de estructuras claras y rutinas regulares, mientras que un adulto debe desarrollar estrategias flexibles para la autoregulación para cumplir con las demandas de la vida laboral y familiar. Aunque los criterios de diagnóstico para el TDAH, que fueron originalmente diseñados para niños, también son aplicables a los adultos, muchos afectados experimentan una gama más amplia de síntomas que van más allá de los criterios clásicos [s20]. Esta sintomatología ampliada puede dificultar el diagnóstico y requiere un enfoque diferenciado. Así, los adultos con TDAH a menudo informan sobre problemas en áreas como la gestión del tiempo, la organización y la planificación, que no están explícitamente mencionados en los criterios de diagnóstico, pero que pueden afectar significativamente la calidad de vida. Para satisfacer las necesidades individuales, el tratamiento del TDAH en adultos debe ir más allá de la terapia farmacológica e incluir apoyo psicosocial así como medidas terapéuticas [s20]. Estas pueden incluir, por ejemplo, estrategias para el manejo del estrés, el desarrollo de competencias sociales o la mejora de la regulación emocional. La transición de la psiquiatría infantil y juvenil a la psiquiatría de adultos es una fase especialmente sensible [s20]. Muchos

afectados pierden el acceso a la atención médica durante este tiempo, lo que puede llevar a un empeoramiento de la sintomatología. Por lo tanto, una transición fluida y un seguimiento continuo son cruciales para asegurar la estabilidad a largo plazo y el bienestar de los afectados. El desarrollo temprano de estrategias de afrontamiento y la creación de un sistema de apoyo individual pueden ayudar a enfrentar con éxito los desafíos de la vida adulta.

Bueno saber

Apoyo psicosocial

Incluye diversas medidas destinadas a promover la salud mental y social de las personas con TDAH. Ejemplos de esto son la psicoterapia, el coaching, los grupos de autoayuda y el apoyo en el entorno laboral o privado.

Autoregulación

La capacidad de controlar los propios pensamientos, sentimientos y acciones. Las dificultades con la autoregulación pueden llevar a problemas con el control de impulsos, la planificación y la organización, así como con la motivación en adultos con TDAH.

Hiperactividad

Puede manifestarse en adultos con TDAH, por ejemplo, como inquietud interna o agitación, y puede dificultar la capacidad de permanecer tranquilos en situaciones sociales.

Inatención

Afecta la concentración y la capacidad de atención. En adultos con TDAH, esto puede llevar a problemas en el trabajo, en los estudios o en la vida cotidiana.

Regulación emocional

La capacidad de reconocer, entender y expresar adecuadamente las emociones. Las dificultades en este ámbito pueden llevar a cambios de humor intensos, explosiones de ira o hipersensibilidad en adultos con TDAH.

Severidad de los Síntomas del TDAH a lo Largo de la Vida

La severidad de los síntomas del TDAH cambia con la edad.

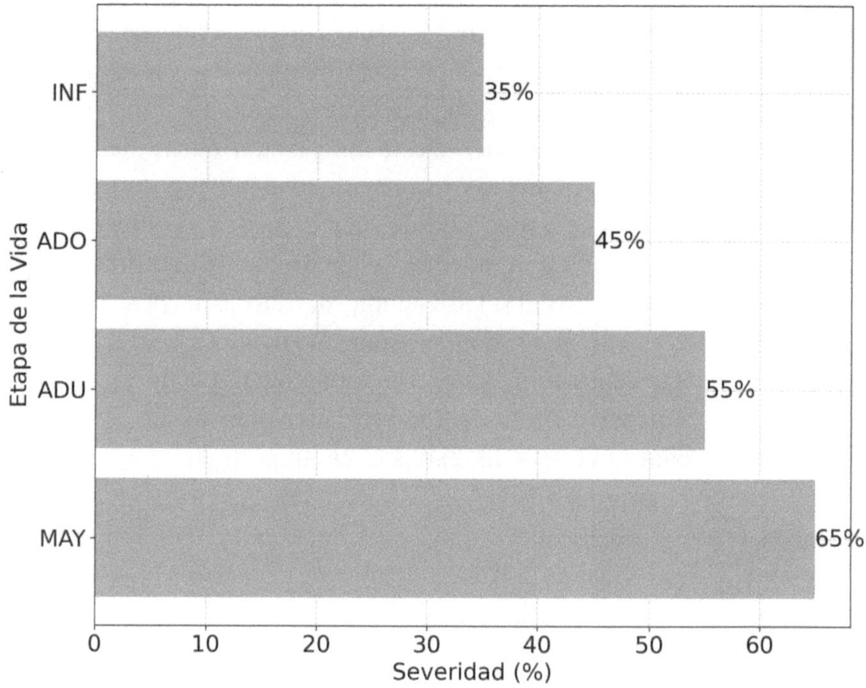

ADO: Adolescencia

ADU: Adultez

INF: Infancia

MAY: Mayor

Esta gráfica representa visualmente cómo la prominencia de ciertos síntomas del TDAH puede cambiar a lo largo de la vida. La hiperactividad y la impulsividad tienden a ser más pronunciadas en la infancia, mientras que la falta de atención y la desregulación emocional pueden volverse más significativas en la adolescencia y la adultez. El impacto variable enfatiza la necesidad de estrategias de diagnóstico y tratamiento apropiadas para la edad.

Particularidades específicas del sexo

Las diferencias específicas de género influyen en la manifestación y el curso del TDAH. Aunque los criterios de diagnóstico son aplicables a todos los géneros, en la práctica se observan variaciones en la presentación. Así, las mujeres con TDAH tienden a desarrollar más frecuentemente síntomas internalizantes como ansiedad y depresión, mientras que en los hombres predominan más los síntomas externalizantes, como la impulsividad y la hiperactividad [s21]. Esta diferente manifestación puede llevar a que el TDAH en mujeres sea menos reconocido o mal diagnosticado. Las mujeres a menudo aprenden desde temprano a compensar sus dificultades mediante comportamientos adaptativos, lo que dificulta aún más el diagnóstico [s22] [s21]. Un ejemplo de esto es la planificación y organización excesivas para contrarrestar la inquietud interna y las dificultades de concentración. Este comportamiento puede parecer una fortaleza externamente y ocultar la problemática subyacente del TDAH. Por lo tanto, para una terapia exitosa, es importante considerar las particularidades específicas de género y realizar un diagnóstico que vaya más allá de los criterios clásicos. Una anamnesis precisa, que también capture las estrategias de afrontamiento individuales y la carga subjetiva de los síntomas, es crucial. Los enfoques terapéuticos deben adaptarse a las necesidades específicas de cada persona y, además del tratamiento farmacológico, incluir medidas psicoterapéuticas como el aprendizaje de estrategias para la emotionsregulation o el manejo del perfeccionismo. Un enfoque sensible al género en el diagnóstico y la terapia contribuye a mejorar la calidad de vida de mujeres y hombres con TDAH por igual.

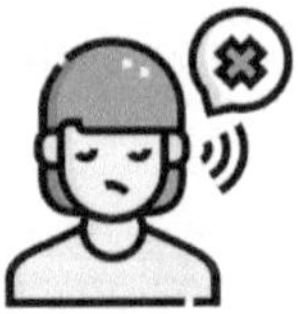

Bueno saber

Perfeccionismo

El perfeccionismo puede aparecer en adultos con TDAH como una estrategia de afrontamiento para cumplir con sus propias expectativas y las de los demás. Sin embargo, la búsqueda excesiva de la perfección puede llevar a estrés, ansiedad y procrastinación, afectando significativamente la calidad de vida. En el marco de la terapia, se puede abordar el manejo del perfeccionismo y desarrollar estrategias alternativas.

Síntomas externalizantes

Los síntomas externalizantes en el TDAH en la edad adulta se refieren a comportamientos dirigidos hacia afuera, como la impulsividad, la hiperactividad, la agresividad o una baja tolerancia a la frustración. Estos síntomas son a menudo observables directamente y pueden llevar a conflictos en el entorno social y laboral.

Síntomas internalizantes

Los síntomas internalizantes en el TDAH en la edad adulta son procesos emocionales y cognitivos dirigidos hacia adentro, que pueden manifestarse, por ejemplo, en forma de ansiedad, depresión, aislamiento social o síntomas psicosomáticos. A menudo son más difíciles de reconocer que los síntomas externalizantes y pueden llevar a diagnósticos erróneos o a un diagnóstico tardío del TDAH.

Presentación de los síntomas del TDAH por género

Diferencias de síntomas en adultos

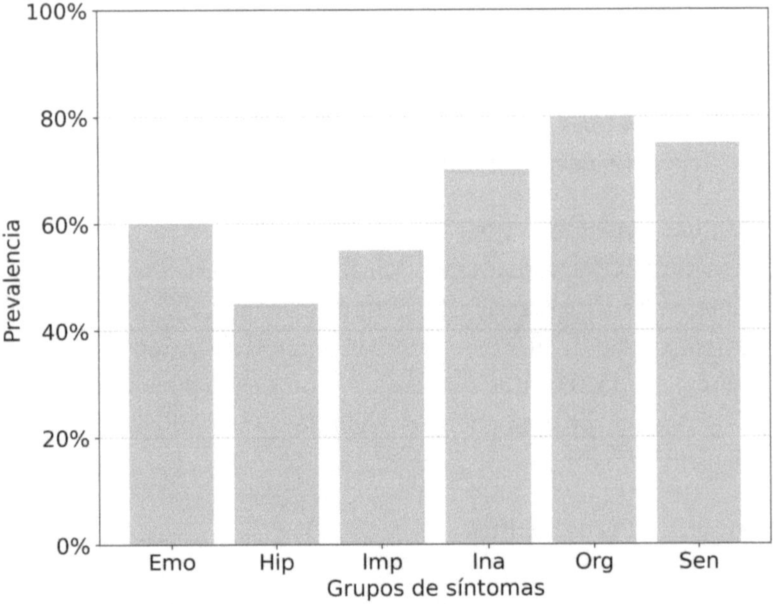

Emo: Desregulación Emocional
Hip: Hiperactividad
Imp: Impulsividad
Ina: Falta de atención
Org: Dificultad con la organización
Sen: Sensibilidad al rechazo

Si bien ambos géneros experimentan los síntomas centrales del TDAH, estos datos sugieren que las mujeres son más propensas a presentar rasgos de falta de atención, como dificultad para concentrarse y desorganización, mientras que los hombres exhiben con mayor frecuencia rasgos hiperactivos-impulsivos, como inquietud e impulsividad. La desregulación emocional parece prominente en ambos, aunque potencialmente se manifiesta de manera diferente. Esto subraya la importancia de los enfoques de diagnóstico sensibles al género y los planes de tratamiento personalizados.

Consejos concretos

- Pregúntese qué papel juegan las expectativas y normas sociales en la manifestación de sus síntomas.
- Investigue cómo su percepción del tiempo afecta su autoorganización y su comportamiento de planificación.
- Reflexione en qué medida las experiencias pasadas influyen y, en su caso, limitan sus estrategias de afrontamiento actuales.
- Experimente con diferentes estímulos sensoriales (por ejemplo, música, aromas, movimiento) para fomentar su concentración y enfoque.
- Desarrolle un "sistema de alerta temprana" personal para situaciones que desafían su regulación emocional.
- Utilice señales corporales (por ejemplo, tensión, palpitaciones) como indicios de sus estados internos y necesidades.
- Considere las supuestas debilidades como potenciales fortalezas en otro contexto.
- Busque activamente entornos y actividades que se correspondan con sus necesidades y fortalezas individuales.
- Cuestione sus propios patrones de evaluación y desarrolle una autoaceptación benevolente.
- Practique la atención plena para percibir y gestionar sus pensamientos y sentimientos de manera más consciente.
- Explore cómo sus fortalezas individuales pueden ayudarle a enfrentar los desafíos cotidianos.
- Desarrolle una red de personas de apoyo que comprendan y respeten sus necesidades.

Revisión - 1. Diagnóstico y Autoconocimiento

El camino hacia el autoconocimiento en el contexto del TDAH en adultos comienza con un diagnóstico exhaustivo y multidimensional. Este no debe incluir solo exámenes médicos para descartar otras causas de las dificultades existentes, sino también procedimientos de evaluación psicológica que capturen sus funciones cognitivas, como la atención y la memoria. Recuerde que las pruebas médicas, como análisis de sangre o EEG, son importantes para descartar otras enfermedades, pero no proporcionan un diagnóstico de TDAH. En cambio, las pruebas psicológicas, como la prueba de Stroop, pueden ofrecer valiosas pistas sobre déficits cognitivos específicos. La combinación de hallazgos médicos y psicológicos forma la base para una comprensión integral de su situación individual.

Un aspecto importante del diagnóstico es la documentación detallada de su sintomatología. Aquí juegan un papel tanto sus quejas actuales como sus experiencias de la infancia. Utilice diferentes instrumentos, como entrevistas semi-estructuradas y cuestionarios de autoevaluación. Involucre también a familiares o amigos en el proceso, ya que sus evaluaciones externas pueden ofrecer perspectivas valiosas sobre su comportamiento. Tenga en cuenta que el TDAH a menudo se presenta de manera diferente en mujeres que en hombres y que la sintomatología puede cambiar a lo largo de la vida. Preste especial atención a posibles particularidades de género y a sus estrategias de afrontamiento individuales que haya desarrollado a lo largo del tiempo para compensar sus síntomas.

Además de los procedimientos diagnósticos profesionales, usted puede contribuir activamente al autoconocimiento. Por ejemplo, lleve un diario de síntomas para comprender mejor sus patrones de comportamiento y sus desencadenantes. Anote la frecuencia, duración e intensidad de sus síntomas, así como problemas asociados como trastornos del sueño o cambios de humor. La autoobservación sistemática puede ser apoyada por ejercicios de atención plena que le ayuden a percibir sus pensamientos, sentimientos y sensaciones corporales de manera más consciente. Compare sus autoobservaciones con las evaluaciones externas de personas de su entorno para obtener una imagen lo más objetiva posible. Este proceso iterativo de autorreflexión y de intercambio con otros puede proporcionarle valiosas pistas sobre sus fortalezas y debilidades.

La consideración de posibles comorbilidades también es esencial. El TDAH a menudo se presenta en combinación con otros trastornos mentales o físicos que pueden influir en el curso y el tratamiento del TDAH. Por lo tanto, preste atención a signos de trastornos de ansiedad, depresión u otros problemas de salud y discútalos con su médico o terapeuta. Un diagnóstico exhaustivo de todas las enfermedades existentes es un requisito previo para un plan de tratamiento individual y exitoso. El camino hacia el autoconocimiento y un mejor manejo del TDAH puede ser desafiante, pero vale la pena. Con las herramientas adecuadas y un enfoque abierto, puede reconocer sus fortalezas individuales, enfrentar sus desafíos y mejorar su calidad de vida de manera sostenible.

2. Integración Profesional

¿Por qué les resulta a menudo tan difícil a las personas con TDAH desarrollar todo su potencial profesional? La vida laboral presenta a los afectados desafíos especiales, desde la estructuración de las tareas hasta la interacción con superiores y colegas. Sin embargo, con las estrategias adecuadas y un entorno laboral adaptado, se pueden aprovechar de manera específica las fortalezas de las personas con TDAH. La creación de una vida profesional productiva depende de varios factores que se influyen mutuamente. En este capítulo, mostramos caminos concretos sobre cómo lograr el equilibrio entre las particularidades relacionadas con el TDAH y las exigencias profesionales.

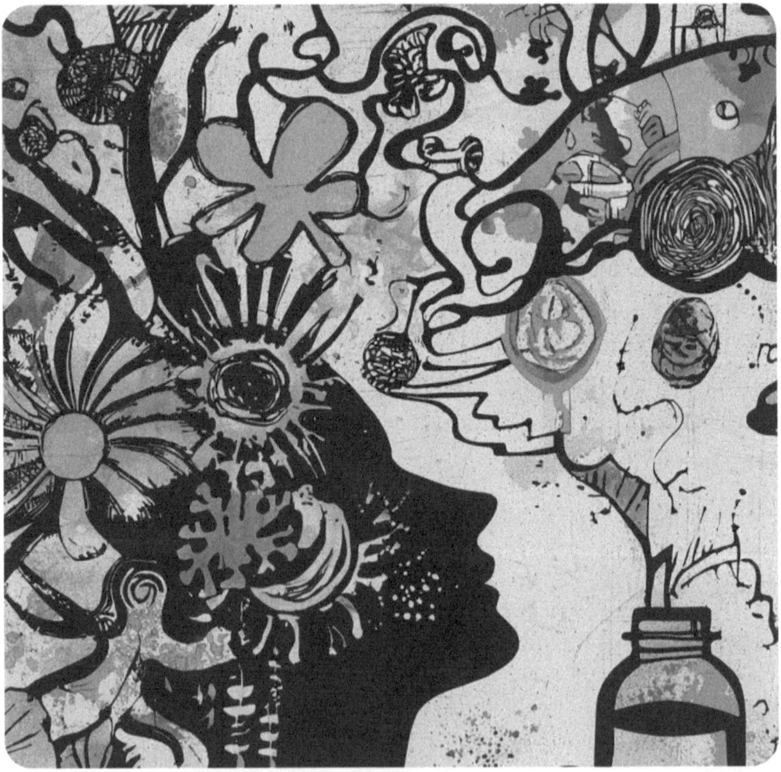

2. 1 Diseño del puesto de trabajo

Un diseño óptimo del lugar de trabajo es esencial para el éxito profesional de los adultos con TDAH. Influye de manera significativa en la concentración, la productividad y el bienestar. Desafíos como las distracciones, las deficiencias organizativas y las dificultades con la planificación del tiempo afectan la vida laboral. Esta sección aborda los aspectos más importantes de la estructuración espacial y temporal, así como estrategias para minimizar las distracciones. Un lugar de trabajo bien organizado y una rutina diaria estructurada crean la base para un trabajo concentrado y productivo. Desde la reducción de estímulos sensoriales hasta la optimización de los flujos de trabajo digitales, aquí encontrará enfoques concretos para una adaptación individual de su entorno laboral. Descubra cómo transformar su lugar de trabajo en una fuente de productividad y satisfacción.

Un lugar de trabajo diseñado de manera efectiva para adultos con TDAH integra la organización espacial, la estructuración temporal y la minimización de distracciones para fomentar la concentración y la productividad.

Organización espacial

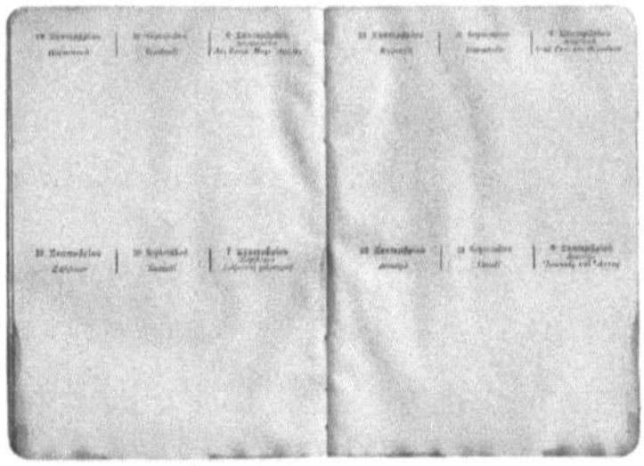

Calendario [i10]

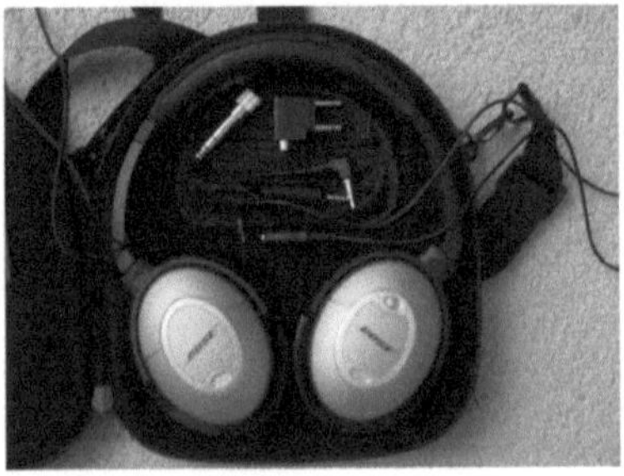

Auriculares con cancelación de ruido [i11]

Un lugar de trabajo bien organizado puede mejorar significativamente la concentración y la productividad. Cree un área de trabajo dedicada, libre de distracciones como televisores, consolas de videojuegos u objetos personales [s23]. Esta área debe utilizarse exclusivamente para trabajar, para establecer una clara separación entre el trabajo y el tiempo libre. También es importante el orden dentro del área de trabajo. Un escritorio ordenado, con solo los materiales necesarios en ese momento, minimiza las distracciones visuales y facilita la concentración. Herramientas de organización como cajones, bandejas y portalápices ayudan a organizar los materiales de manera sistemática y a encontrarlos rápidamente. Así se evita la búsqueda prolongada, que interrumpe el flujo de trabajo y afecta la concentración. Considere si un contenedor rodante para documentos que no se necesitan constantemente podría ser útil. Un sistema efectivo para gestionar calendarios y listas de tareas también es esencial [s23]. Los calendarios digitales ofrecen la posibilidad de visualizar citas y tareas, así como establecer recordatorios. Indicadores visuales como marcas de colores o símbolos pueden aumentar la claridad y dirigir la atención hacia citas importantes. Además, las listas de tareas, ya sean digitales o analógicas, pueden ayudar a mantener un seguimiento de las tareas pendientes y a establecer prioridades. Para optimizar aún más la concentración, puede reducir las distracciones externas estableciendo

lugares fijos para objetos importantes como llaves, teléfono móvil o billetera [s23]. Esto evita búsquedas innecesarias y ahorra tiempo y energía. Además de organizar objetos físicos, también es importante reducir las distracciones sensoriales [s24]. Los auriculares con cancelación de ruido pueden, por ejemplo, bloquear ruidos molestos y así fomentar la concentración. También puede ser útil establecer una sala de reuniones privada para permitir un trabajo sin interrupciones. La adaptación del entorno laboral a las necesidades individuales puede ser apoyada por un diseño de espacio de trabajo flexible, como el uso de pantallas duales o escritorios de pie [s24]. Los escritorios de pie permiten alternar entre estar sentado y de pie, promoviendo así la actividad física y la circulación, lo que puede tener un efecto positivo en la concentración.

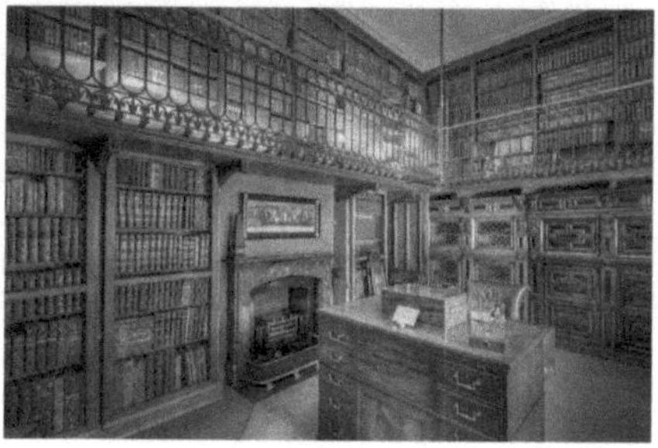

Escritorio [i12]

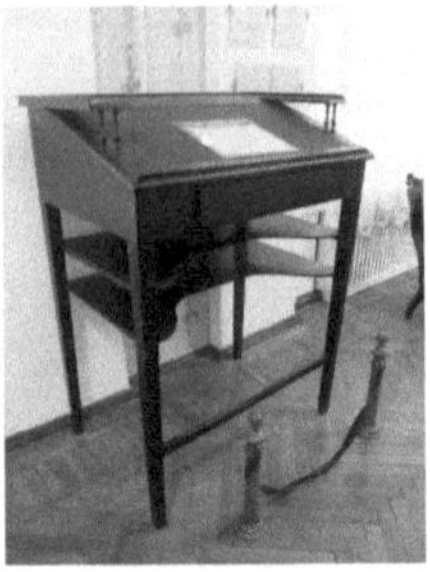

Escritorio de pie [i13]

Bueno saber

Área de trabajo

Un área de trabajo claramente definida ayuda a los adultos con TDAH a concentrarse mejor en sus tareas y a separar el trabajo del tiempo libre. Esto puede aumentar la concentración y la productividad.

Auriculares con cancelación de ruido

Los auriculares con cancelación de ruido pueden ayudar a bloquear ruidos molestos y así fomentar la concentración de los adultos con TDAH, especialmente en entornos de oficina ruidosos.

Distracciones sensoriales

Las distracciones sensoriales como el ruido, la luz brillante o los olores fuertes pueden ser especialmente perturbadoras para los adultos con TDAH. Reducir estas distracciones puede mejorar significativamente la concentración y el bienestar en el lugar de trabajo.

Escritorios de pie

Los escritorios de pie fomentan el movimiento y pueden ayudar a los adultos con TDAH a canalizar su energía y mejorar la concentración. Alternar entre estar sentado y de pie también puede prevenir molestias físicas.

Organización del Espacio de Trabajo para Adultos con TDAH

Representación visual de una configuración ideal del espacio de trabajo para controlar el TDAH.

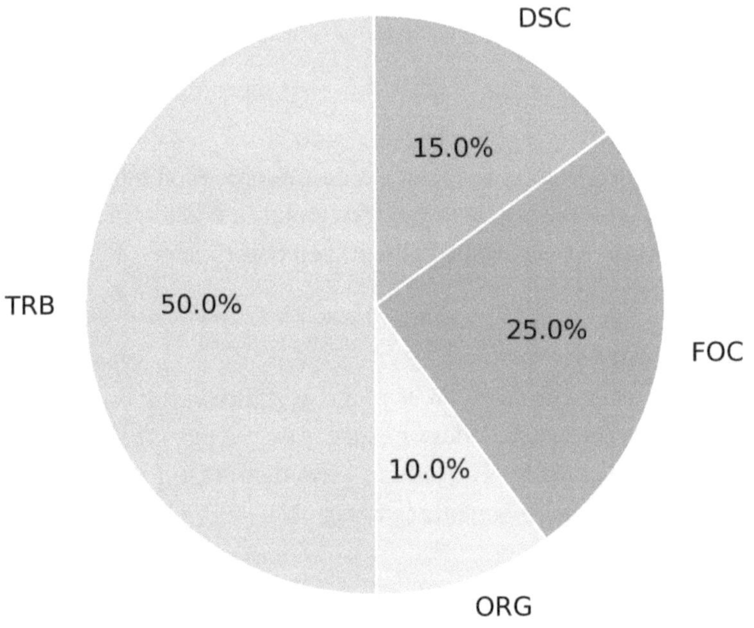

DSC: Zona de Descanso y Recarga
FOC: Zona de Enfoque (Sin distracciones)
ORG: Organización y Almacenamiento
TRB: Zona de Trabajo (Área de tareas principal)

Este gráfico enfatiza la importancia de un espacio de trabajo estructurado para adultos con TDAH. La porción más grande dedicada a 'Zona de Trabajo' destaca la necesidad de un área clara y designada para minimizar las distracciones. 'Zona de Enfoque' enfatiza la necesidad de un espacio separado para tareas que requieren una profunda concentración. Si bien son más pequeñas, las áreas de 'Zona de Descanso y Recarga' y 'Organización y Almacenamiento' son cruciales para mantener la energía y administrar el desorden potencial, respectivamente. Este enfoque equilibrado tiene como objetivo maximizar la productividad y minimizar la sobrecarga.

Estructuración temporal

La estructuración temporal es especialmente relevante para las personas con TDAH en la vida laboral. Las dificultades con la planificación del tiempo, la estimación de períodos y la organización de tareas pueden afectar la productividad y el bienestar [s25]. Un horario diario estructurado con ventanas de tiempo claras para diversas actividades proporciona orientación y reduce el estrés. Es útil dividir el día en unidades más pequeñas y manejables y establecer límites de tiempo realistas para tareas individuales. Por ejemplo, una jornada laboral puede dividirse en bloques de 30 o 60 minutos, dedicados cada uno a una actividad específica. También se deben programar pausas fijas para prevenir la fatiga mental y mantener la concentración. Los calendarios digitales y las listas de tareas pueden facilitar la planificación y organización, ayudando a mantener el control sobre citas y plazos. Además, métodos como la técnica Pomodoro, que estructura los tiempos de trabajo y descanso en intervalos de 25 y 5 minutos, ofrecen una forma efectiva de trabajar con enfoque e integrar períodos de descanso regulares. Dado que la percepción del tiempo a menudo se ve afectada en el TDAH [s25], es recomendable utilizar temporizadores visuales o señales acústicas para percibir mejor los intervalos de tiempo y apoyar el cumplimiento de los tiempos planificados. Los programas de entrenamiento cognitivo, diseñados específicamente para mejorar la gestión del tiempo, también pueden ser útiles [s25]. Complementariamente, las estrategias de la terapia cognitivo-conductual (TCC), como se enseñan en algunos programas [s26], pueden fomentar la estructuración temporal. En este contexto, los afectados aprenden, entre otras cosas, a priorizar tareas, establecer objetivos realistas y planificar su flujo de trabajo de manera efectiva [s26]. Reconocer la duración óptima de atención individual y ajustar la organización del trabajo en consecuencia son componentes importantes de tales programas [s26]. A través de la combinación de diversos

métodos y técnicas, se puede mejorar la estructuración temporal en la vida laboral y aumentar la productividad.

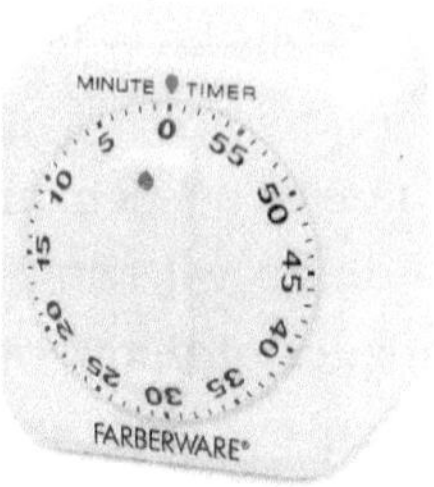

Temporizador [i14]

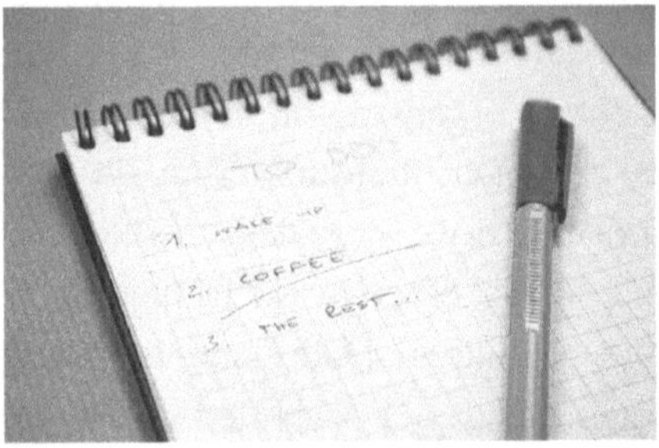

Lista de tareas [i15]

Fluctuación de la productividad a lo largo del día (TDAH)

Ilustra las variaciones típicas de productividad para adultos con TDAH durante una jornada laboral.

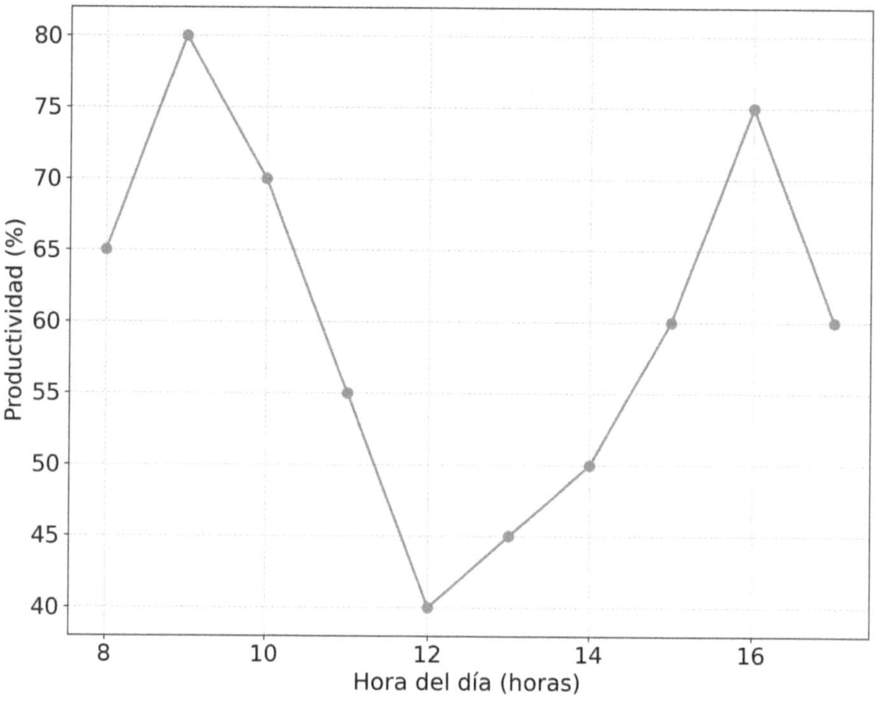

Este gráfico representa un patrón común para las personas con TDAH, que muestra picos y valles en la productividad. El aumento inicial puede representar la hiperconcentración, seguida de descensos debido a la disminución de la atención y el posible cambio de tareas. El aumento al final del día podría atribuirse a la presión de las fechas límite o a una renovada sensación de urgencia. Las estrategias eficaces para gestionar el TDAH a menudo implican estructurar la jornada laboral para aprovechar las horas de máxima productividad y mitigar el impacto de los períodos menos productivos.

Minimización de distracciones

Minimizar distracciones: Para poder trabajar de manera concentrada, es esencial reducir las distracciones, tanto visuales como acústicas. Un área de trabajo dedicada, libre de factores perturbadores como objetos personales o dispositivos electrónicos de entretenimiento, fomenta la concentración. El orden en el lugar de trabajo juega un papel crucial. Un escritorio ordenado con solo los materiales necesarios minimiza los estímulos visuales que pueden desviar la atención de lo esencial. Además, la creación de un espacio de trabajo cerrado, similar a una oficina celular, puede mejorar la concentración, ya que reduce el ruido y las distracciones visuales que son comunes en entornos de oficina abiertos [s27]. Un espacio tranquilo y delimitado puede aumentar la productividad hasta en un 14%. También, el diseño consciente del entorno acústico contribuye a la capacidad de concentración. Las personas sensibles al ruido pueden beneficiarse, por ejemplo, de laermschutzkopfhoerer o tapones para los oídos, para minimizar los ruidos ambientales molestos. La selección y ajuste adecuados de la silla de oficina también influyen en la capacidad de concentración. Una silla ergonómica, cuya altura y superficie del asiento se pueden ajustar individualmente, promueve una postura corporal saludable y previene tensiones musculares [s28]. Al evitar molestias físicas, se apoya adicionalmente la concentración. La capacitación para el uso óptimo de las opciones de ajuste de la silla maximiza el beneficio ergonómico y contribuye indirectamente a la minimización de distracciones [s28]. Además de las distracciones físicas, también juegan un papel las fuentes de interrupción digitales. Las notificaciones de correo electrónico, actualizaciones de redes sociales o ventanas emergentes de mensajes interrumpen el flujo de trabajo y afectan la concentración. Por lo tanto, es recomendable desactivar estas notificaciones durante las fases de trabajo concentrado o cerrar los programas correspondientes. Un espacio de trabajo digital ordenado,

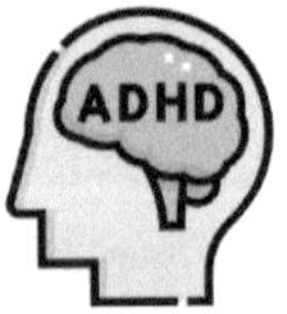

con archivos organizados y un sistema efectivo de gestión de tareas, también contribuye a la reducción de distracciones digitales. Por ejemplo, el uso de organizadores de escritorio o la implementación del método "Inbox-Zero" para correos electrónicos puede ayudar a mantener el entorno digital claro y libre de distracciones. El diseño consciente del entorno de trabajo, tanto físico como digital, contribuye significativamente a una mejor capacidad de concentración y, por ende, a un aumento de la productividad.

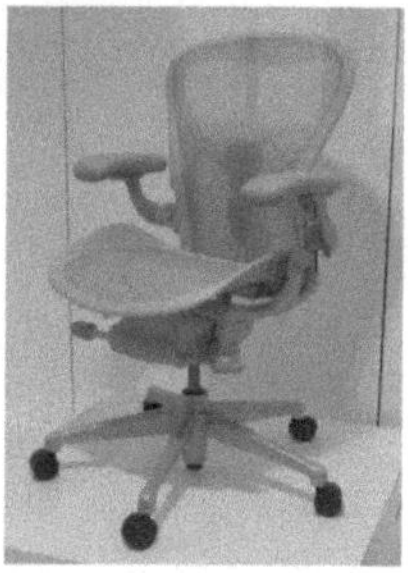

Silla ergonómica [i16]

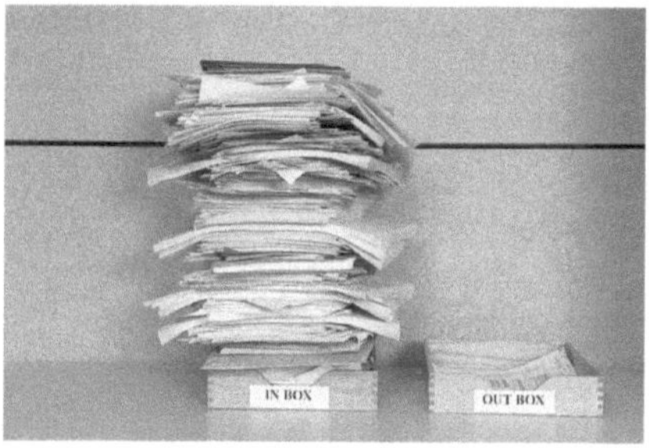

Bandeja de Entrada Cero [i17]

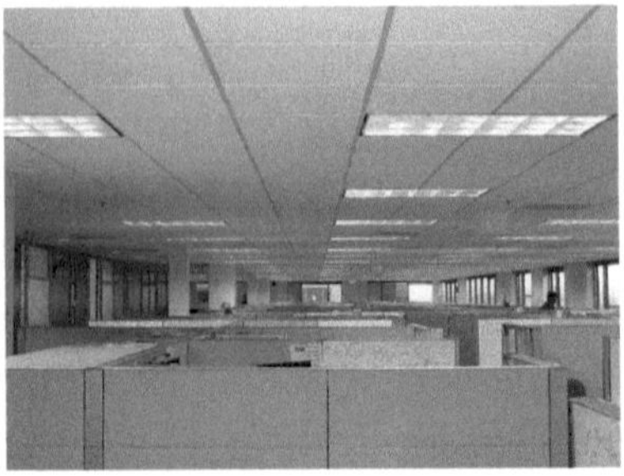

Oficina con cubículos [i18]

Bueno saber

Inbox-Zero

El método "Inbox-Zero" tiene como objetivo mantener la bandeja de entrada de correos electrónicos vacía. Esto puede ayudar a los adultos con TDAH a minimizar las distracciones digitales y mantener el control sobre las tareas pendientes.

Oficina celular

Una oficina celular es una oficina individual que está separada de otros lugares de trabajo por paredes, creando así un ambiente de trabajo tranquilo y concentrado para adultos con TDAH que son especialmente sensibles a las interrupciones.

Ergonómico

Una silla ergonómica está adaptada a la forma del cuerpo y apoya una postura saludable. Esto puede prevenir dolores de espalda y tensiones que pueden afectar adicionalmente la concentración en adultos con TDAH.

Distracciones en el lugar de trabajo

Frecuencia de las distracciones en el lugar de trabajo para adultos con TDAH.

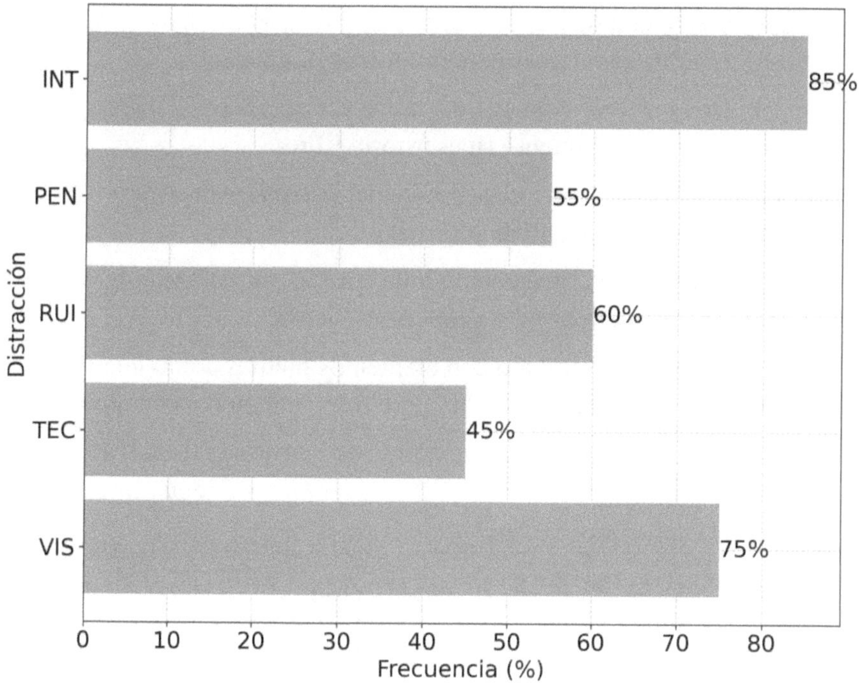

INT: Interrupciones

PEN: Pensamientos internos

RUI: Ruido

TEC: Tecnología

VIS: Desorden visual

El desorden visual y las interrupciones son fuentes importantes de distracción, lo que destaca la necesidad de espacios de trabajo organizados y estrategias para minimizar las interrupciones. Si bien el ruido puede ser disruptivo, su impacto es relativamente menor en comparación con las distracciones visuales e interpersonales. Abordar estas áreas clave puede mejorar significativamente la concentración y la productividad.

Consejos concretos

- Coloque su lugar de trabajo de manera que mire hacia una pared vacía o una ventana para minimizar las distracciones visuales.
- Utilice plantas para estructurar visualmente su espacio de trabajo y crear una atmósfera relajante.
- Experimente con diferentes fuentes de luz (por ejemplo, lámpara de luz diurna, luz regulable) para optimizar su concentración.
- Establezca un "cofre del tesoro" o una estantería para objetos personales, para mantener su escritorio libre.
- Cree un sistema de organización visual con etiquetas de colores o símbolos para sus archivos y carpetas.
- Utilice medios de organización inusuales, como estantes de especias o tableros magnéticos para pequeños objetos.
- Decore su lugar de trabajo con elementos táctiles como una pelota antiestrés o masa para modelar, para fomentar su concentración.
- Integre breves pausas de movimiento en su rutina laboral, utilizando por ejemplo una mesa de pie-silla o levantándose regularmente para hacer estiramientos breves.
- Establezca con sus colegas horarios fijos para trabajar sin interrupciones y comunique su necesidad de tranquilidad.
- Utilice un reloj de arena como temporizador visual para dividir su tiempo de trabajo y respetar las pausas.
- Cuelgue imágenes o citas inspiradoras en su lugar de trabajo que lo motiven y afecten positivamente su estado de ánimo.
- Cree rituales para el inicio y el final de la jornada laboral, para garantizar una clara separación entre trabajo y tiempo libre.

2. 2 Comunicación en el entorno laboral

Una comunicación exitosa en el lugar de trabajo es importante para todos, pero especialmente para los adultos con TDAH. Las dificultades en las conversaciones con superiores, en el trabajo en equipo o en la resolución de conflictos pueden verse intensificadas por desafíos específicos del TDAH, como la impulsividad o una sensibilidad aumentada. Esto puede llevar a malentendidos, frustración y conflictos que afectan la integración profesional. Siga leyendo y descubra cómo superar estos desafíos y desarrollar todo su potencial en el trabajo.

La comunicación abierta sobre el TDAH en el lugar de trabajo, tanto con supervisores como en el equipo, reduce los malentendidos, fomenta la comprensión y permite el desarrollo conjunto de estrategias para un entorno laboral productivo y de apoyo.

Conversaciones con los superiores

Las conversaciones con los superiores son inevitables en el entorno laboral y pueden presentar dificultades particulares para las personas con TDAH. La crítica, a menudo parte de tales conversaciones, puede ser percibida de manera más intensa debido a la sensibilidad aumentada en el TDAH, afectando negativamente la autoestima [s29]. No es la crítica en sí, sino la forma en que se formula la misma lo que resulta decisivo. Si la crítica se centra en la persona ("Usted está distraído"), tiene un impacto más negativo que una crítica al proceso ("Esta tarea requiere más concentración"). Una retroalimentación orientada al proceso también ofrece puntos concretos para la mejora. El apoyo de colegas o superiores puede mitigar los efectos negativos de la crítica [s29]. En lugar de ocultar los síntomas del TDAH, una comunicación abierta con el superior sobre el diagnóstico y sus efectos en el rendimiento laboral puede ser útil [s30]. Esto puede evitar malentendidos y desarrollar conjuntamente estrategias para fomentar la productividad. En esta conversación, también puede abordar la implementación de estrategias para el manejo del estrés o horarios de trabajo más flexibles [s30]. Una comunicación abierta contribuye a reducir la estigmatización y crear un ambiente laboral de apoyo.

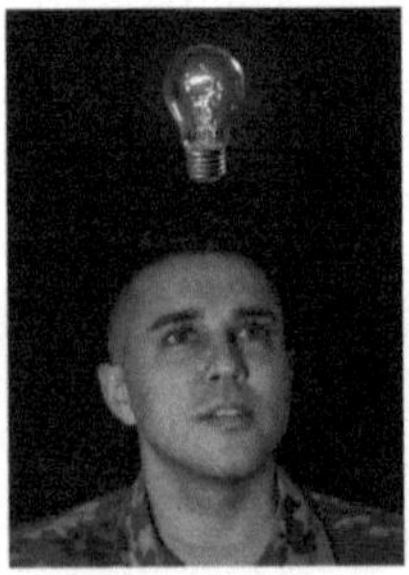

Productividad [i19]

Bueno saber

Estigmatización

La estigmatización en el lugar de trabajo puede llevar a la aislamiento social y al miedo a revelar el diagnóstico en personas con TDAH. La comunicación abierta y la educación pueden ayudar a reducir prejuicios y crear un ambiente laboral inclusivo.

Retroalimentación orientada al proceso

En adultos con TDAH, la retroalimentación orientada al proceso, que se centra en la forma de trabajar en lugar de en la persona, puede aumentar la motivación y permitir mejoras constructivas. Esto evita la culpabilización y dirige el enfoque hacia pasos de acción concretos.

Desafíos de la Comunicación en el Lugar de Trabajo

Frecuencia y Estilo de Comunicación con los Supervisores

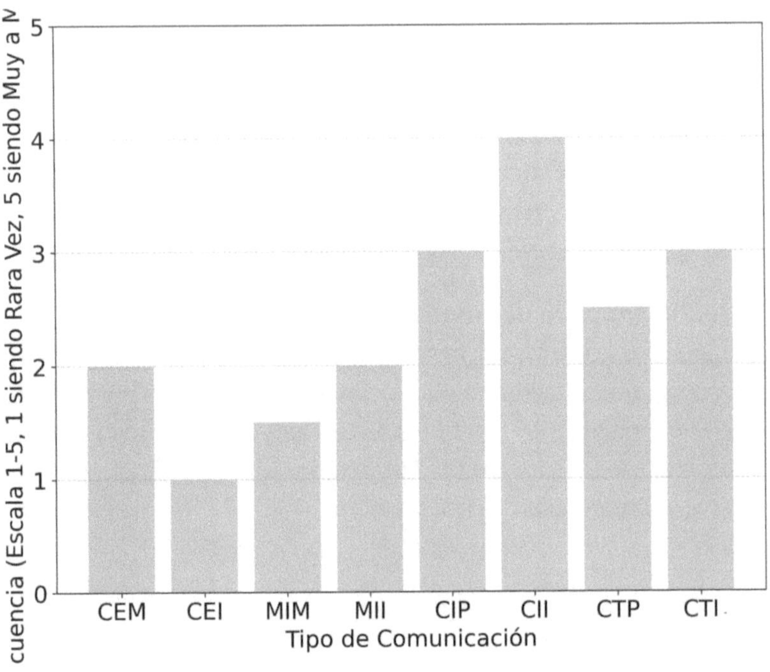

CEI: Correo Electrónico, Imprevisto	CEM: Correo Electrónico, Programado
CII: Conversación en Persona, Imprevista	CIP: Conversación en Persona, Programada
CTI: Contacto Telefónico, Imprevisto	CTP: Contacto Telefónico, Programado
MII: Mensaje Instantáneo, Imprevisto	MIM: Mensaje Instantáneo, Programado

Este gráfico destaca los diversos patrones de comunicación entre los empleados con TDAH y sus supervisores. Las diferentes frecuencias y preferencias para los distintos métodos de comunicación sugieren la necesidad de flexibilidad y comprensión en el lugar de trabajo. La prevalencia de conversaciones no programadas puede indicar dificultad con la planificación o impulsividad, mientras que la menor frecuencia de comunicación por correo electrónico podría atribuirse a desafíos con la expresión escrita o la organización. La relativamente alta dependencia de las discusiones en persona subraya la importancia de una comunicación clara y directa para este grupo.

Colaboración en el equipo

El trabajo en equipo representa una situación particular para muchas personas con TDAH, ya que la dinámica e interacción requeridas pueden plantear exigencias adicionales a la selbstregulation [s31]. El intercambio con colegas que no conocen los propios métodos de trabajo y necesidades puede llevar a malentendidos o frustraciones. Una comunicación abierta sobre el diagnóstico y sus efectos en la colaboración puede ayudar a mitigar esto. En una reunión de equipo, por ejemplo, se podrían abordar las propias fortalezas y dificultades en el contexto del trabajo conjunto. De este modo, los colegas pueden comprender mejor la situación y ajustar su comunicación e interacción, como dividir tareas complejas en pasos más pequeños o utilizar ayudas visuales para estructurar proyectos. Este enfoque transparente sobre el TDAH en el lugar de trabajo fomenta la comprensión y reduce posibles conflictos. A través del desarrollo conjunto de enfoques de solución, se crea una atmósfera laboral inclusiva en la que todos los miembros del equipo pueden desplegar su máximo potencial [s32]. Un enfoque multidisciplinario que considere las perspectivas de diferentes áreas, como la psicología y la gestión de personal, puede apoyar el desarrollo de estrategias efectivas para el trabajo en equipo [s32]. Así, se pueden encontrar ajustes específicos en el lugar de trabajo que fomenten las fortalezas de los empleados con TDAH y, al mismo tiempo, minimicen sus dificultades. La colaboración con un terapeuta ocupacional puede, por ejemplo, ayudar a diseñar el lugar de trabajo de manera que apoye la concentración y la organización.

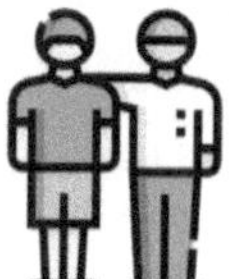

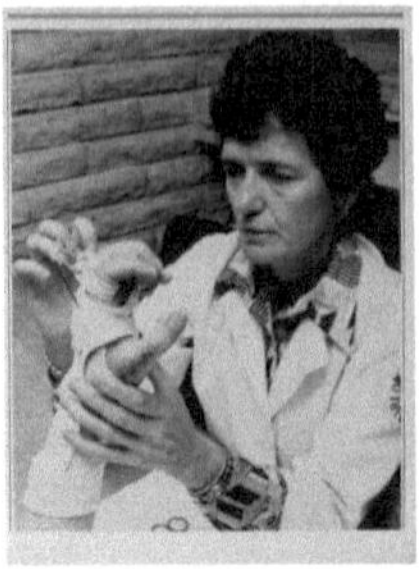

Terapeuta ocupacional [i20]

Bueno saber

Enfoque multidisciplinario

Involucra la colaboración de diversos profesionales para desarrollar una comprensión integral de los desafíos del TDAH en el entorno laboral y elaborar soluciones individuales. Esto puede incluir, por ejemplo, la colaboración de psicólogos, médicos, terapeutas ocupacionales y responsables de personal para garantizar el mejor apoyo posible para el empleado afectado.

Terapeuta ocupacional

Un terapeuta ocupacional apoya a las personas para realizar tareas y actividades cotidianas a pesar de las limitaciones. En el contexto del TDAH en el entorno laboral, un terapeuta ocupacional puede ofrecer recomendaciones para ajustar el lugar de trabajo, mejorar la organización del trabajo y utilizar ayudas para aumentar la concentración y la productividad.

Interacción de Equipo y TDAH

Impacto de la calidad y frecuencia de la interacción en el trabajo en equipo para adultos con TDAH.

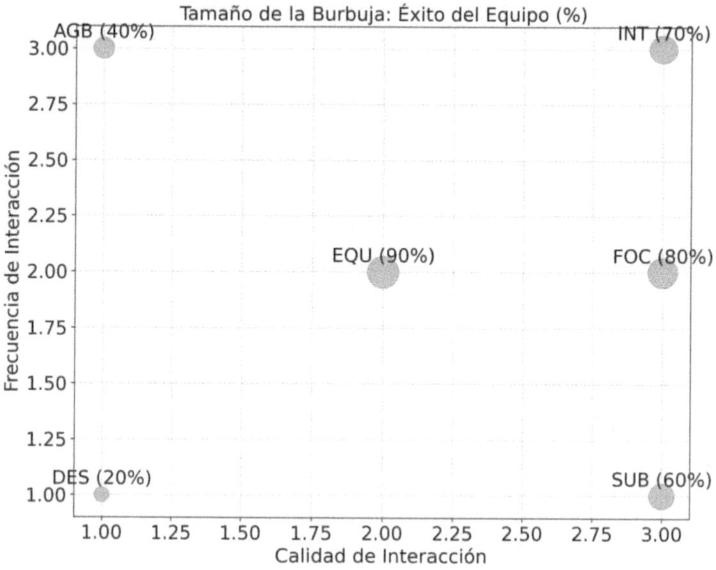

Blasengröße: Éxito del Equipo (%)

AGB: Agobiado

EQU: Equilibrado

INT: Intenso

DES: Desconectado

FOC: Enfocado

SUB: Subutilizado

Una alta frecuencia de interacción no siempre es positiva; combinada con baja calidad, puede generar frustración e ineficiencia (por ejemplo, reuniones excesivas e improductivas). Por el contrario, una frecuencia moderada combinada con interacciones de alta calidad (comunicación enfocada y clara) a menudo produce los mejores resultados. Una baja frecuencia con baja calidad sugiere falta de compromiso y necesita atención. Los esfuerzos deben centrarse en mejorar la calidad de la interacción, incluso si la frecuencia sigue siendo moderada. Para las personas con TDAH, las agendas claras, las reuniones estructuradas y la comunicación concisa son cruciales para maximizar la eficacia del trabajo en equipo.

Manejo de conflictos

Los conflictos en el lugar de trabajo son inevitables y pueden representar una carga especial para los empleados con TDAH debido a su posible aumento de impulsividad y sensibilidad [s33]. Especialmente en situaciones tensas, es importante evitar reacciones impulsivas y, en su lugar, prestar atención a una comunicación reflexiva. Esto significa, entre otras cosas, escuchar activamente a la otra persona y comprender su perspectiva antes de reaccionar. En lugar de, por ejemplo, ponerse a la defensiva inmediatamente cuando se emite una crítica, puede ser útil preguntar primero qué se quiere decir exactamente y qué comportamientos concretos subyacen a la crítica. De esta manera, se pueden aclarar malentendidos y trabajar juntos en soluciones. Una comunicación tranquila y objetiva ayuda a desescalar la situación y permite una resolución constructiva de conflictos. También puede ser útil hacer notas antes de conversaciones potencialmente difíciles con colegas o superiores y estructurar los propios argumentos. Esto proporciona más seguridad y ayuda a mantener la perspectiva durante la conversación. Esta medida preparatoria puede reducir la carga emocional y fomentar la selbstregulation en la conversación. La psicoeducación también juega un papel crucial en el manejo de conflictos [s33]. Una mejor comprensión de los comportamientos relacionados con el TDAH y sus efectos en los demás puede ayudar a reconocer conflictos a tiempo y reaccionar adecuadamente. Al enfrentarse a su propio diagnóstico y las dificultades asociadas, se pueden desarrollar estrategias para actuar de manera más tranquila y efectiva en situaciones de conflicto. El conocimiento de los antecedentes neurobiológicos del TDAH también puede contribuir a fortalecer la autoestima y evitar atribuciones negativas en situaciones de conflicto. La comprensión de que ciertos comportamientos no se deben a un fracaso personal, sino a las particularidades neurológicas del

TDAH, puede reducir la carga emocional en los conflictos y aumentar la disposición para una resolución constructiva de los mismos.

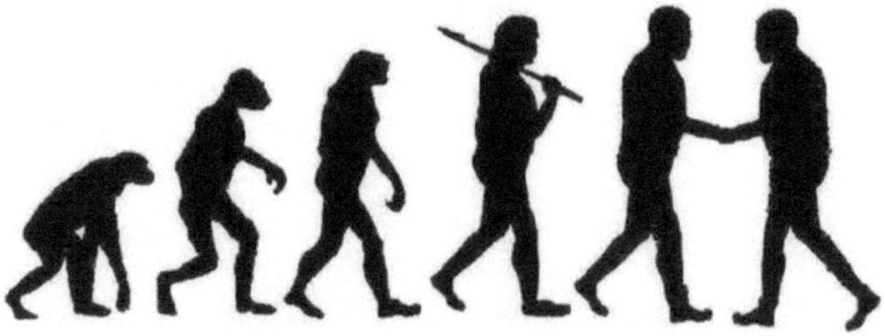

Resolución de conflictos [i21]

Bueno saber

Impulsividad

La impulsividad en el entorno laboral puede manifestarse a través de dificultades para evitar interrupciones en la conversación, tomar decisiones impulsivas o hacer comentarios inapropiados. Esto puede llevar a malentendidos y conflictos con colegas.

Psicoeducación

La psicoeducación ayuda a los adultos con TDAH a comprender mejor su trastorno y desarrollar estrategias de afrontamiento para la vida laboral. Aprenden cómo el TDAH afecta su comunicación y cómo pueden interactuar de manera más efectiva con colegas y superiores.

Estrategias de Resolución de Conflictos

Distribución de las estrategias de resolución de conflictos utilizadas por adultos con TDAH.

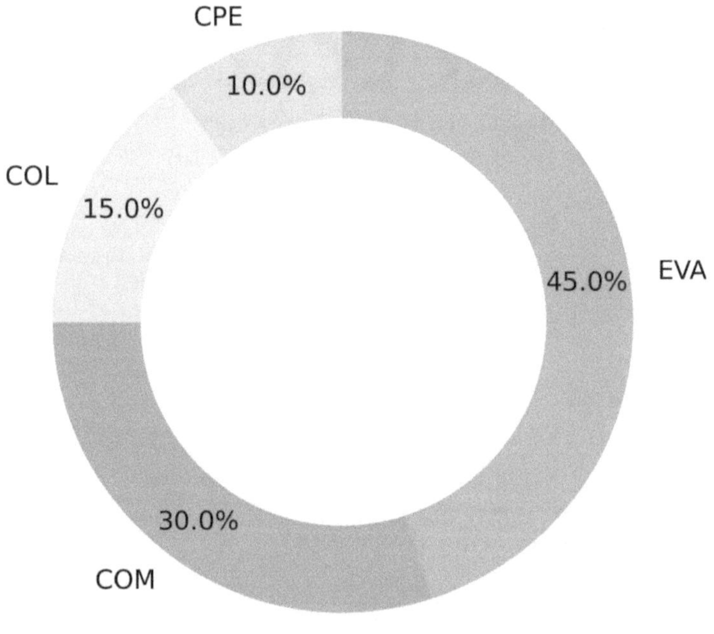

COL: Colaboración
CPE: Competencia
COM: Compromiso
EVA: Evasión

Este gráfico destaca la prevalencia de diferentes enfoques de resolución de conflictos. El predominio de la evasión sugiere una posible dificultad para abordar directamente el conflicto. Si bien se utiliza el compromiso, las proporciones más bajas de colaboración y competencia indican oportunidades para desarrollar habilidades de comunicación más efectivas y asertivas. Centrarse en la construcción de estrategias de colaboración puede conducir a resultados mutuamente beneficiosos en situaciones de conflicto.

Consejos concretos

- Acuerde con su supervisor conversaciones breves de retroalimentación de manera regular para aclarar malentendidos a tiempo.
- Desarrolle junto con sus colegas señales para indicar la necesidad de momentos de calma o concentración.
- Utilice el humor para relajar el ambiente en las conversaciones y facilitar la comunicación.
- Formule las tareas y expectativas en el equipo por escrito para crear claridad y reducir las consultas.
- Pida a sus colegas retroalimentación directa sobre su comunicación para poder evaluar mejor su comportamiento.
- Prepárese para conversaciones importantes con tarjetas de palabras clave para mantener el hilo conductor.
- Visualice situaciones complejas con bocetos o diagramas para mejorar la comprensión.
- Reflexione sobre su comportamiento comunicativo después de las conversaciones y anote puntos de mejora.
- Practique conversaciones difíciles en un juego de roles con personas de confianza para ganar seguridad.
- Desarrolle un ritual personal para manejar el estrés antes y después de conversaciones desafiantes.
- Vea los conflictos como una oportunidad para el desarrollo y una mejor comprensión en el equipo.
- Utilice la energía de su impulsividad para aportar nuevas ideas y enfoques de solución.
- Concéntrese en el contenido de las conversaciones y evite ataques personales.

2. 3 Optimización del rendimiento

El TDAH influye en el rendimiento profesional, especialmente en tareas que requieren concentración y organización. Esta sección aborda estrategias prácticas para la optimización del rendimiento, desde la distribución de tareas basada en fortalezas hasta medidas que fomentan la concentración y una gestión de proyectos exitosa. Muestra cómo se pueden minimizar los desafíos típicos en la vida laboral y aprovechar al máximo las fortalezas individuales. Aprenderá cómo aumentar su productividad y facilitar su integración profesional mediante enfoques estructurados, herramientas digitales y la adaptación del entorno laboral. Descubra su máximo potencial y enfrente los desafíos de la vida laboral con TDAH.

La optimización del rendimiento en el TDAH se logra mediante la combinación de un enfoque en las fortalezas, flujos de trabajo estructurados y una adaptación individual a las propias necesidades mediante estrategias y herramientas digitales.

Distribución de tareas orientada a las fortalezas

El TDAH en adultos afecta el rendimiento, especialmente en tareas que requieren concentración y organización. Una distribución de tareas orientada a las fortalezas ayuda a utilizar las habilidades disponibles de manera óptima y a minimizar las dificultades. En lugar de centrarse en los déficits, el enfoque está en las áreas en las que uno es bueno. Esto aumenta la motivación y la autoestima, lo que impacta positivamente en el rendimiento general. [s34] Al concentrarse en las fortalezas, se pueden lograr éxitos que, a su vez, aumentan la motivación para nuevas tareas. Así se genera un ciclo positivo que puede mitigar los efectos negativos del TDAH en el rendimiento. Las herramientas digitales pueden apoyar la distribución de tareas orientada a las fortalezas. Las aplicaciones de calendario con función de recordatorio ayudan a mantener un seguimiento de citas y plazos. El software de gestión de proyectos permite estructurar tareas complejas en unidades más pequeñas y manejables. Estas herramientas digitales pueden adaptarse individualmente y ofrecen la flexibilidad que a menudo se necesita con el TDAH. Así, se puede optimizar el propio estilo de trabajo y adaptarlo a las fortalezas individuales. [s34] Por ejemplo, se pueden priorizar tareas que se alineen con las propias habilidades y así hacer el día laboral más eficiente. Comparado con un artesano que elige la herramienta que mejor se adapta a su tarea, uno elige las tareas que mejor se ajustan a sus fortalezas. Una estrategia sensata es combinar fortalezas y debilidades en la distribución de tareas. Por ejemplo, se pueden programar tareas que requieren alta concentración en bloques de tiempo en los que uno es especialmente productivo.

Las tareas más difíciles pueden combinarse con aquellas que son más fáciles y agradables. De este modo, se mantiene la motivación y se evita la frustración. El uso de intervenciones digitales, como programas de entrenamiento cognitivo, puede fomentar específicamente las áreas donde se ve potencial de mejora y al mismo tiempo seguir desarrollando las fortalezas existentes. [s34] La integración de la comunicación sincrónica y asincrónica en la terapia y el coaching puede mejorar aún más la adaptación individual del tratamiento y así fomentar las fortalezas de manera más específica. Las aplicaciones móviles y la realidad virtual pueden aumentar la motivación y el compromiso al integrar elementos lúdicos en el proceso terapéutico. Esto conduce a una mejor distribución de tareas y, en última instancia, a un aumento del rendimiento. [s34] A través de la combinación inteligente de fortalezas, herramientas digitales y una estrategia individual, se puede optimizar el rendimiento a pesar del TDAH.

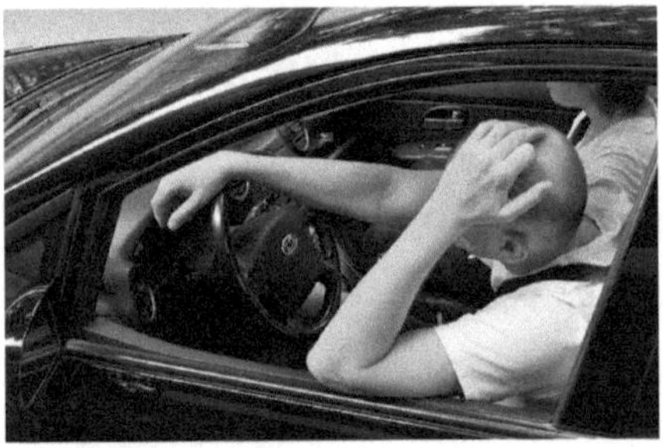

Frustración [i22]

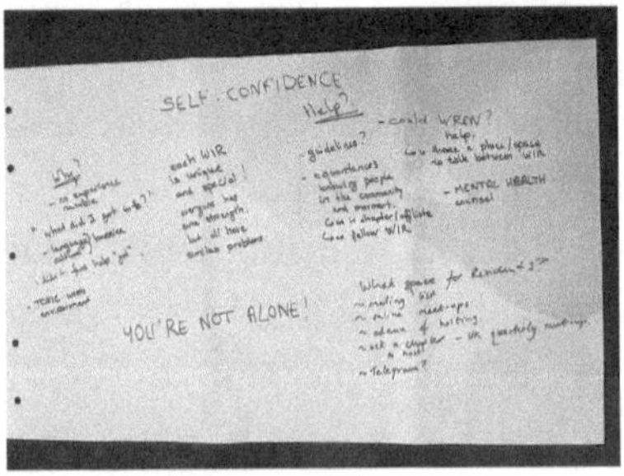

Autoconfianza [i23]

Bueno saber

Autoestima

Una fuerte autoestima ayuda a los adultos con TDAH a enfrentar desafíos y superar contratiempos. Los éxitos, sin importar cuán pequeños, fortalecen la autoestima y fomentan el rendimiento. Los diálogos internos positivos y el enfoque en las propias fortalezas pueden seguir desarrollando la autoestima.

Herramientas digitales

Las herramientas digitales, como aplicaciones de calendario, software de gestión de proyectos y programas de notas, pueden ayudar a los adultos con TDAH a organizar sus tareas, mantener un seguimiento de las citas y utilizar su tiempo de manera efectiva. Estas herramientas ofrecen estructura y apoyan la autorregulación, lo que influye positivamente en el rendimiento.

Programas de entrenamiento cognitivo

Los programas de entrenamiento cognitivo son ejercicios diseñados específicamente para entrenar la atención, la memoria y las funciones ejecutivas. Estos programas pueden ayudar a los adultos con TDAH a mejorar sus habilidades cognitivas y, por ende, aumentar su rendimiento.

Realidad virtual

La realidad virtual puede utilizarse en terapia y coaching para simular escenarios realistas y así entrenar habilidades sociales o estrategias de manejo del estrés. Para los adultos con TDAH, esto puede ser un método motivador y efectivo para aprender nuevas habilidades.

Asignación de tareas basada en fortalezas

Impacto del tipo de tarea en el rendimiento.

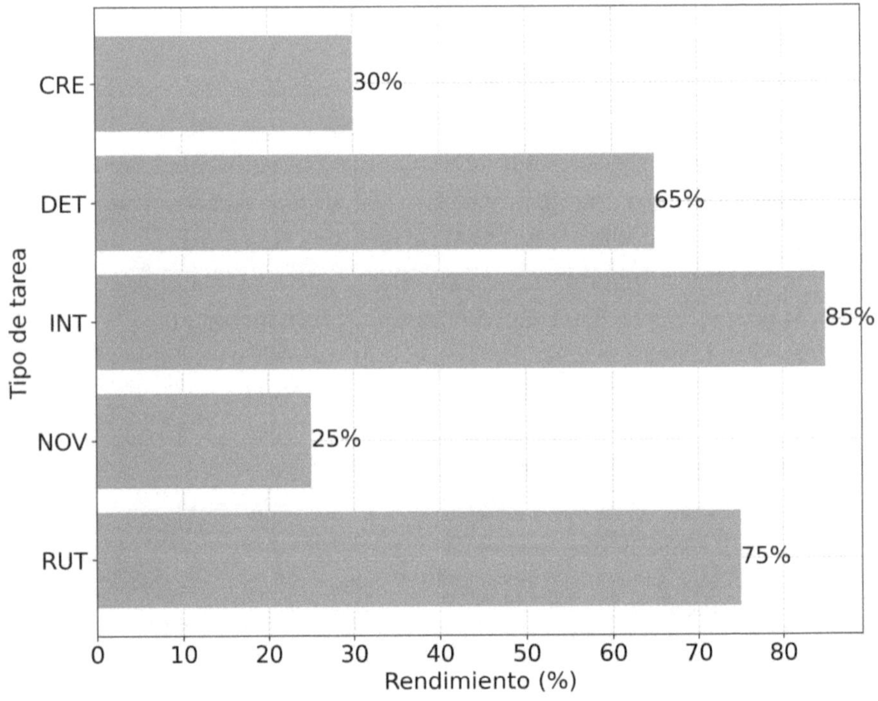

CRE: Tareas creativas

DET: Tareas orientadas al detalle

INT: Tareas de alto interés

NOV: Tareas novedosas

RUT: Tareas rutinarias

Este gráfico visualiza los niveles de rendimiento relativo en varios tipos de tareas. Las actividades de alto interés demuestran un rendimiento significativamente mayor. Aprovechar estas fortalezas puede conducir a una mayor productividad y motivación.

Medidas para fomentar la concentración

La capacidad de concentración se puede mejorar mediante diversas estrategias. Además de métodos establecidos como la terapia conductual y técnicas de conducta cognitiva [s35], también están ganando importancia enfoques como el entrenamiento en atención plena [s35]. El entrenamiento en atención plena fomenta la percepción consciente del momento presente, sin juicios, y puede contribuir a enfocar mejor la atención y reducir las distracciones. Además, las terapias cognitivas, que han mostrado efectos positivos en adultos tratados con medicamentos, pueden aumentar aún más el rendimiento de concentración [s36]. Por ejemplo, un plan diario estructurado que prevea horarios fijos para el trabajo, descansos y actividades de ocio puede ayudar a mantener el enfoque y estabilizar la capacidad de concentración a lo largo del día. La importancia de un sueño adecuado para el rendimiento cognitivo, especialmente en adultos con TDAH, se subraya con hallazgos de investigaciones recientes [s37]. Los estudios muestran que un aumento de la somnolencia diurna se asocia con pérdidas en el rendimiento cognitivo y correlaciona con la gravedad de los síntomas del TDAH [s37]. Por lo tanto, la optimización del comportamiento del sueño es un aspecto importante para mejorar la concentración. Esto se puede lograr mediante horarios de sueño regulares, la creación de un entorno óptimo para dormir y la abstinencia de bebidas con cafeína antes de acostarse. La integración de un protocolo de sueño medido objetivamente puede ayudar a evaluar la calidad del sueño individual y realizar ajustes si es necesario [s37]. Además de estos enfoques no farmacológicos, la terapia farmacológica, a menudo en combinación con el desarrollo de habilidades y la psicoterapia, juega un papel importante [s35]. Se utilizan diversos medicamentos, cuya dosificación y eficacia deben ajustarse de manera individual. El neurofeedback, un procedimiento en el que se mide la actividad cerebral y se retroalimenta al paciente, ofrece otro enfoque terapéutico prometedor para mejorar la concentración [s35]. Aunque se necesita más investigación sobre su eficacia, estudios preliminares sugieren efectos positivos. A través del entrenamiento de neurofeedback, los pacientes aprenden a influir conscientemente en su actividad cerebral y así aumentar su capacidad de concentración. La combinación de diferentes enfoques terapéuticos, denominada multimodal, puede mejorar aún más los resultados del tratamiento e incluye, además de la asesoría educativa y familiar, apoyo individual [s36]. Una planificación educativa especializada que aborde las dificultades individuales es esencial [s36]. En general, un plan de tratamiento individual que considere las diversas opciones terapéuticas y se ajuste a las necesidades específicas del paciente es clave para mejorar con éxito la capacidad de concentración en adultos con TDAH. Tanto las medidas farmacológicas como las no farmacológicas deben ser consideradas. La participación activa del paciente en la elaboración del plan de tratamiento y la continua adaptación al progreso individual son decisivas para el éxito a largo plazo.

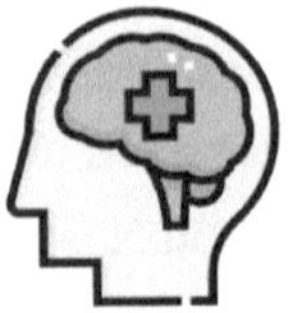

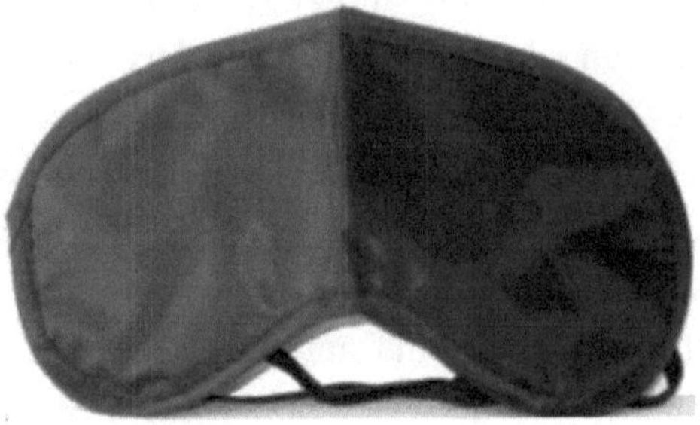

Registro de sueño [i24]

Bueno saber

Enfoques no farmacológicos

Los enfoques no farmacológicos para mejorar la concentración en adultos con TDAH incluyen métodos como la terapia conductual, el entrenamiento en atención plena, las terapias cognitivas y la optimización del comportamiento del sueño. Estos enfoques tienen como objetivo mejorar la concentración y el rendimiento sin el uso de medicamentos.

Terapia conductual cognitiva

La terapia conductual cognitiva ayuda a los adultos con TDAH a reconocer y cambiar patrones de pensamiento y comportamientos negativos que afectan su concentración y rendimiento. A través del desarrollo de nuevas estrategias y mecanismos de afrontamiento, pueden mejorar su concentración y alcanzar sus objetivos de manera más efectiva.

Terapia farmacológica

La terapia farmacológica en la adultez con TDAH implica la ingesta de medicamentos que pueden mejorar la concentración y la atención. La selección y dosificación de los medicamentos se realiza de manera individual y en consulta con un médico.

Eficacia de las estrategias para mejorar la concentración

Comparación de la eficacia de diversas estrategias para mejorar la concentración.

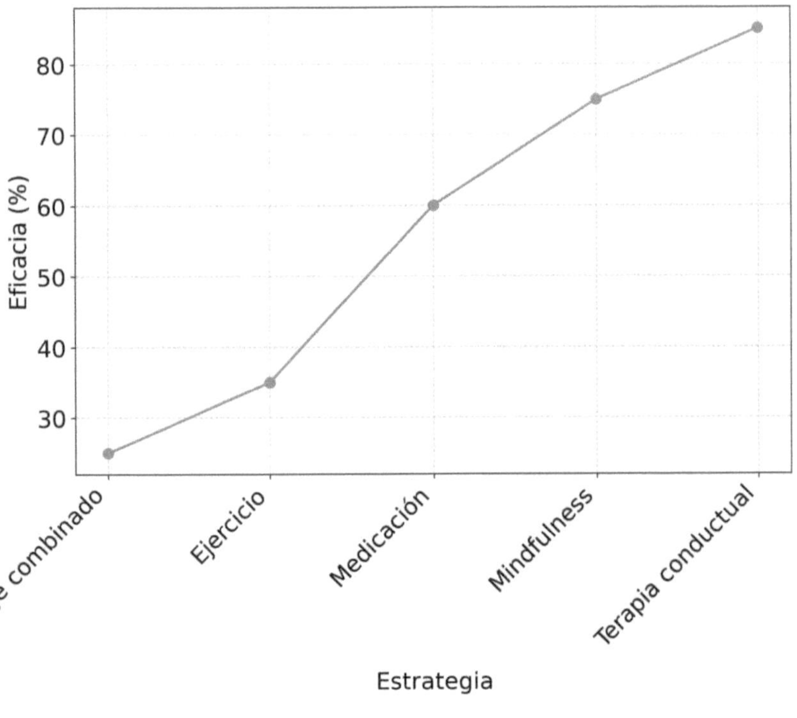

Este gráfico ilustra la eficacia relativa de diferentes estrategias para mejorar la concentración. Si bien la medicación y la terapia conductual muestran el mayor impacto, la combinación de múltiples enfoques parece producir los mejores resultados. Los ajustes en el estilo de vida, como el ejercicio y la atención plena, contribuyen positivamente, pero son menos efectivos cuando se usan solos. Los datos sugieren que un enfoque holístico, que incorpore múltiples estrategias, es más beneficioso para controlar las dificultades de atención.

Gestión exitosa de proyectos

La gestión de proyectos ofrece a las personas con TDAH en el ámbito laboral estructuras valiosas. Al descomponer proyectos más grandes en tareas más pequeñas y manejables, se crea un marco de acción claro. Esto reduce la sensación de sobrecarga y fomenta la concentración en pasos de trabajo individuales. Una tal estructuración ayuda a mantener la visión general y a establecer prioridades, lo que a su vez aumenta la motivación y la sensación de logro [s38]. Entre otras cosas, el uso de software de gestión de proyectos o listas de tareas simples puede facilitar la organización y planificación de proyectos. Los plazos para las tareas individuales proporcionan orientación adicional y ayudan a definir objetivos realistas. La revisión regular del progreso y, si es necesario, la adaptación de la planificación a la situación real garantizan la flexibilidad que a menudo se necesita con el TDAH. A través de la combinación de estructuras claras, objetivos realistas y ajustes flexibles, se puede optimizar el rendimiento en la gestión de proyectos a pesar del TDAH [s38]. El establecimiento de rutinas y hábitos, como horarios de trabajo fijos o pausas regulares, apoya la estructuración de la vida laboral y contribuye a mejorar la concentración y la productividad. También el diseño consciente del entorno de trabajo, por ejemplo, mediante la reducción de distracciones o el uso de ayudas visuales, puede facilitar la concentración en las tareas pendientes. La integración de estas estrategias en el proceso de gestión de proyectos permite una adaptación individual a las necesidades específicas de los adultos con TDAH y contribuye así a una mejora sostenible del rendimiento. Es importante reconocer las propias fortalezas e incorporarlas en el proceso de gestión de proyectos. Por ejemplo, se pueden priorizar tareas creativas o dividir tareas complejas en unidades más pequeñas y manejables para aumentar la motivación y la sensación de logro. La combinación de flujos de trabajo estructurados con ajustes individuales a las propias fortalezas y necesidades es la clave para una gestión exitosa de proyectos en el TDAH. La reflexión sobre el propio estilo de trabajo y la optimización continua del proceso de gestión de proyectos son esenciales. Al analizar regularmente los propios progresos y desafíos y ajustar las estrategias aplicadas si es necesario, se puede aumentar continuamente la propia capacidad de rendimiento y minimizar los efectos negativos del TDAH en la vida laboral. El diseño consciente del entorno de trabajo, la integración de rutinas y el uso de herramientas digitales son otros componentes importantes para una gestión exitosa de proyectos.

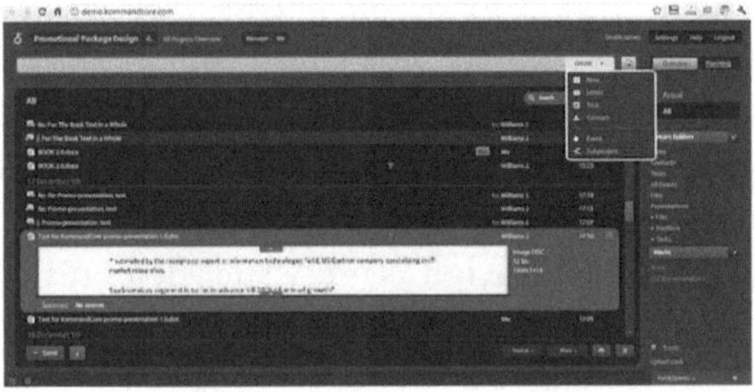

Software de gestión de proyectos [i25]

Bueno saber

Ayudas visuales

Las ayudas visuales, como diagramas, mapas mentales o marcadores de colores, pueden facilitar el procesamiento de información y la organización para adultos con TDAH y fomentar la concentración.

Herramientas digitales

Las herramientas digitales, como aplicaciones de calendario, planificadores de tareas o programas de notas, pueden ayudar a los adultos con TDAH a estructurar su vida diaria, mantener un seguimiento de las citas y realizar tareas de manera más eficiente.

Software de gestión de proyectos

El software especializado puede facilitar significativamente la organización y planificación de proyectos, especialmente en el caso del TDAH. Funciones como la gestión de tareas, la programación de citas y el control del progreso ofrecen estructura y transparencia.

Distribución de Fases de Proyecto para el Manejo del TDAH

Asignación de tiempo en las fases del proyecto de manejo del TDAH.

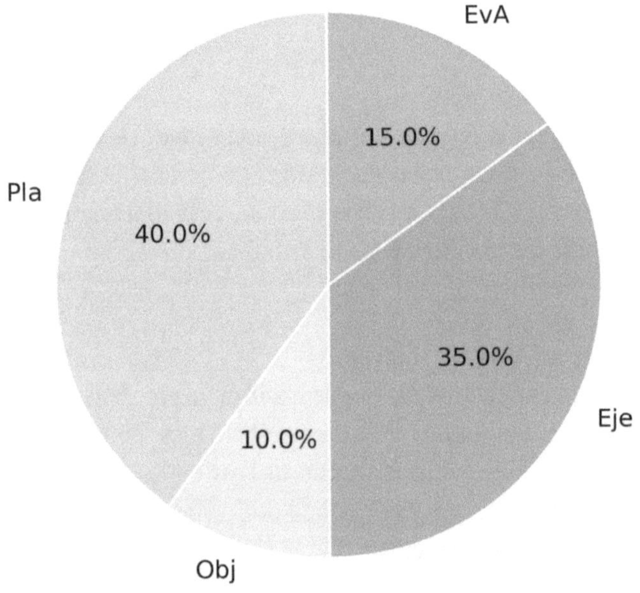

Eje: Ejecución

Obj: Establecimiento de Objetivos y Priorización

EvA: Evaluación y Ajuste

Pla: Planificación y Preparación

La mayor parte del tiempo se dedica a la Planificación y Preparación, enfatizando la importancia de un enfoque estructurado para las personas con TDAH. La Ejecución ocupa una parte importante, destacando la necesidad de una gestión eficiente de tareas. Si bien la Evaluación y Ajuste, y el Establecimiento de Objetivos y Priorización son menores, son cruciales para la mejora continua y la alineación de las acciones con los objetivos generales. Esta distribución sugiere un enfoque proactivo e iterativo para manejar el TDAH en la vida diaria.

Consejos concretos

- Utilice sus fortalezas como trampolín para nuevas áreas de trabajo y amplíe así su perfil de competencias.
- Visualice su trayectoria profesional y defina objetivos intermedios que correspondan a su capacidad individual.
- Construya una red de mentores y colegas que fomenten sus fortalezas y lo apoyen en los desafíos.
- Reflexione regularmente sobre su forma de trabajar e identifique potenciales de mejora en su autoorganización.
- Establezca objetivos de rendimiento realistas y recompénsese por los éxitos alcanzados para aumentar su motivación.
- Integre pausas conscientes y técnicas de relajación en su rutina laboral para regenerar su capacidad de concentración.
- Experimente con diferentes modelos de horario laboral y encuentre el ritmo que mejor se adapte a usted.
- Documente sus éxitos y presénteselos a su superior para hacer visible su capacidad de rendimiento.
- Aproveche las oportunidades de formación para desarrollar sus fortalezas y adquirir nuevas competencias.
- Desarrolle una estrategia individual para afrontar los fracasos y véalos como una oportunidad de aprendizaje.
- Comunique sus necesidades de manera abierta y honesta con su empleador para crear juntos condiciones laborales óptimas.
- Busque activamente desafíos que le resulten agradables y que pongan a prueba sus fortalezas.
- Reflexione sobre sus valores profesionales y encuentre una actividad que se alinee con sus objetivos personales.

Revisión - 2. Integración Profesional

Una integración profesional exitosa con TDAH requiere un enfoque individual que considere sus fortalezas y, al mismo tiempo, ofrezca estrategias para afrontar sus desafíos. El primer paso radica en crear un entorno laboral que fomente su concentración. Establezca un lugar de trabajo fijo, libre de distracciones, que le permita trabajar de manera concentrada. Reflexione sobre qué estímulos visuales y acústicos le perturban y cómo puede minimizarlos. Los auriculares con cancelación de ruido, un escritorio ordenado y lugares fijos para sus objetos personales pueden ofrecer un valioso apoyo. También, el diseño ergonómico de su espacio de trabajo, como un escritorio ajustable en altura o una silla cómoda, puede influir positivamente en su concentración y bienestar. Experimente con diferentes opciones de diseño y descubra qué entorno le resulta más adecuado.

Además de la organización espacial, la estructuración temporal juega un papel crucial. Elabore planes diarios y semanales en los que reserve franjas horarias fijas para tareas específicas. Divida grandes proyectos en pasos más pequeños y manejables y establezca metas realistas. Utilice calendarios digitales y listas de tareas para mantener el control y no perder plazos. Técnicas como el método Pomodoro, que consiste en dividir su tiempo de trabajo en intervalos de, por ejemplo, 25 minutos seguidos de breves pausas, pueden ayudarle a mantener su concentración y prevenir el agotamiento. Sea flexible y ajuste su planificación temporal a sus necesidades individuales y a su estado diario.

La comunicación con colegas y superiores puede representar un desafío en el entorno laboral. No dude en hablar abiertamente sobre su diagnóstico de TDAH, si se siente cómodo haciéndolo. Explique a su entorno cómo el TDAH afecta su forma de trabajar y qué apoyo necesita para aprovechar al máximo sus fortalezas. La crítica constructiva es importante para su desarrollo profesional, pero asegúrese de que esté formulada de manera orientada al proceso y le ofrezca puntos concretos para mejorar. Busque el intercambio con colegas y superiores para evitar malentendidos y desarrollar soluciones conjuntamente. Una comunicación abierta y un entorno laboral comprensivo son fundamentales para una integración exitosa.

La implementación de estas estrategias puede ser difícil al principio y requiere paciencia y perseverancia. No se desanime si no todo sale bien de inmediato. Reflexione regularmente sobre sus progresos y desafíos y ajuste sus estrategias si es necesario. Busque apoyo de un coach, terapeuta o grupo de autoayuda. Con la estrategia adecuada y el apoyo correspondiente, puede superar los desafíos relacionados con el TDAH y alcanzar sus objetivos profesionales con éxito. Concéntrese en sus fortalezas, utilice los recursos disponibles y participe activamente en su integración profesional de manera autodeterminada. Tiene el potencial para tener éxito: ¡créalo!

3. Posibilidades Terapéuticas

¿Qué ayuda realmente con el TDAH en la edad adulta? La búsqueda del tratamiento adecuado a menudo se asemeja a un viaje a través de diferentes enfoques y métodos terapéuticos. Mientras que algunas personas optan por vías de tratamiento clásicas, otras descubren para sí mismas opciones complementarias o alternativas. La terapia moderna para el TDAH ofrece un amplio espectro de opciones que se pueden combinar de manera individual. En este capítulo, exploraremos juntos los componentes más importantes de un tratamiento exitoso para el TDAH y mostraremos cómo encontrar el camino terapéutico óptimo para usted.

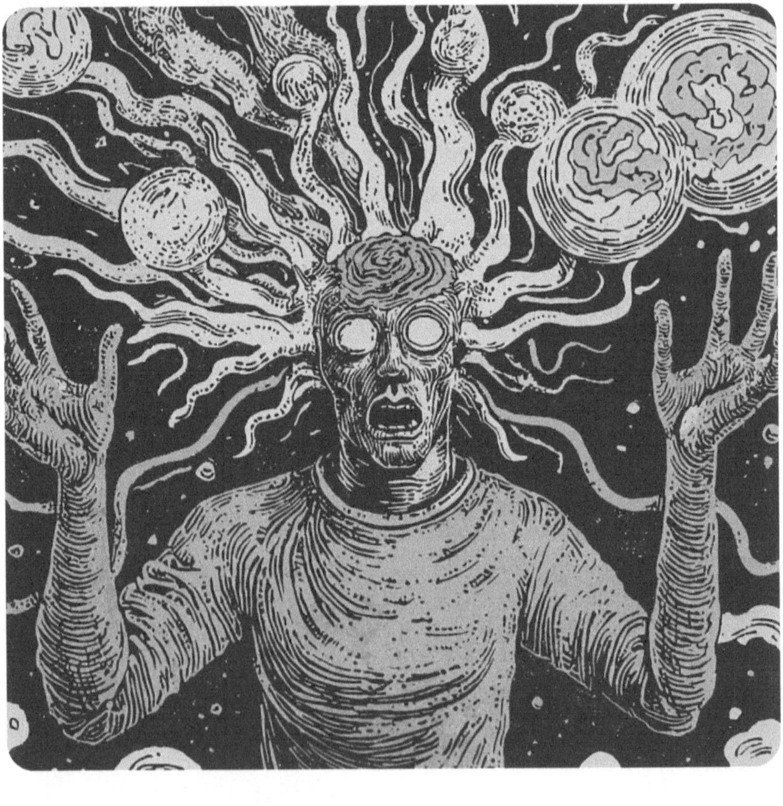

3. 1 Tratamiento médico

El tratamiento farmacológico ofrece en la edad adulta con TDAH la oportunidad de influir positivamente en la concentración, la atención y el control de los impulsos. Se utilizan diferentes grupos de sustancias activas, cada uno con mecanismos de acción y perfiles de efectos secundarios específicos. La elección y dosificación adecuadas del medicamento son decisivas para el éxito del tratamiento y requieren una cuidadosa consideración de factores individuales. Siga leyendo para aprender más sobre los diferentes medicamentos, su aplicación y la gestión de posibles efectos secundarios, y así mejorar de manera sostenible su calidad de vida.

El tratamiento farmacológico exitoso del TDAH requiere una adaptación individual del medicamento, la dosis y el plan de administración en estrecha colaboración con el médico y teniendo en cuenta los posibles efectos secundarios y su manejo.

Grupos de principios activos

En el tratamiento médico del TDAH en adultos se utilizan diferentes grupos de principios activos. En términos generales, se pueden clasificar en estimulantes y no estimulantes. [s39] Los estimulantes aumentan la vigilancia, la atención y la energía. [s40] Actúan bloqueando la recaptación de noradrenalina y dopamina. [s41] Entre los estimulantes se encuentran el metilfenidato, anfetamina, dexanfetamina y lisdexamfetamina. [s42] El metilfenidato es el medicamento más recetado. [s42] Tenga en cuenta que, aunque los estimulantes son seguros bajo supervisión médica, tienen potencial de abuso y deben usarse con especial precaución durante el embarazo. [s40] [s43] Los posibles efectos secundarios de los estimulantes incluyen insomnio, falta de apetito, náuseas, aumento de la frecuencia cardíaca, aumento de la presión arterial, dolores de cabeza y pérdida de peso. [s41] [s43] Estos efectos secundarios son dosis-dependientes, por lo que son menos frecuentes a dosis más bajas. [s41] Si padece ciertas enfermedades cardiovasculares, trastornos psiquiátricos o una adicción, se debe tener especial cuidado al tomar estimulantes. [s43]

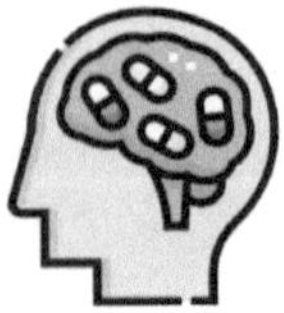

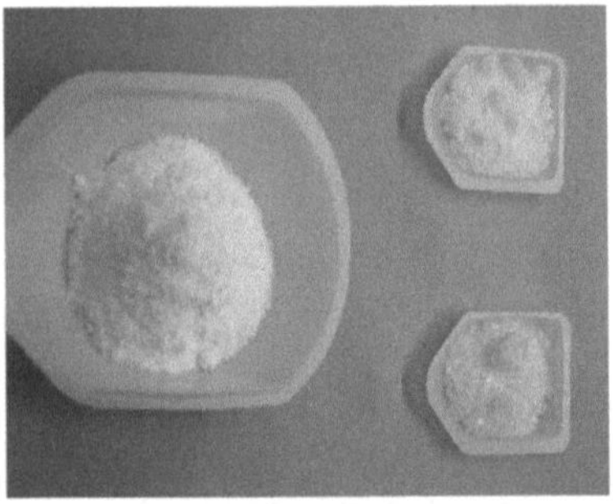

Anfetamina [i26]

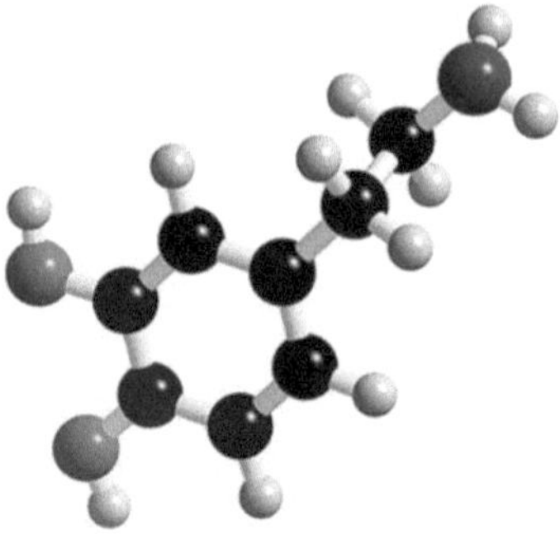

Dopamina [i27]

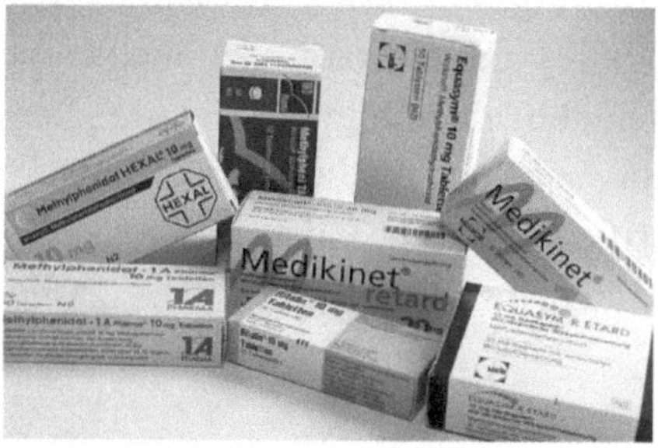

Metilfenidato [i28]

Los no estimulantes ofrecen una alternativa cuando los estimulantes no son tolerados o no son suficientemente efectivos. [s41] Atomoxetina, bupropión y guanfacina son ejemplos de este grupo de principios activos. [s42] [s39] La atomoxetina inhibe el transportador de noradrenalina presináptico, pero tiene un modo de acción más lento que los estimulantes. [s41] También ciertos antidepresivos y agonistas alfa-2 adrenérgicos pueden ser utilizados en el TDAH, especialmente en presencia de enfermedades adicionales. [s41] La administración simultánea de varios medicamentos (polifarmacia) es común en adultos con TDAH y aumenta con la edad. [s42] Los pacientes que toman medicamentos para el TDAH a menudo reciben otros medicamentos, especialmente para el sistema respiratorio, el tracto digestivo y el sistema cardiovascular, así como

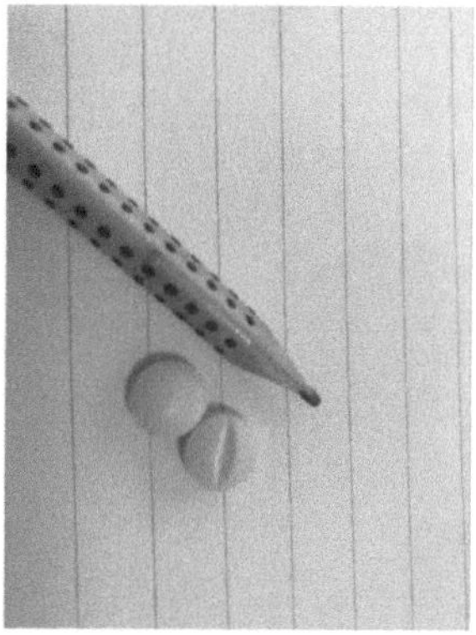

Antidepresivos [i29]

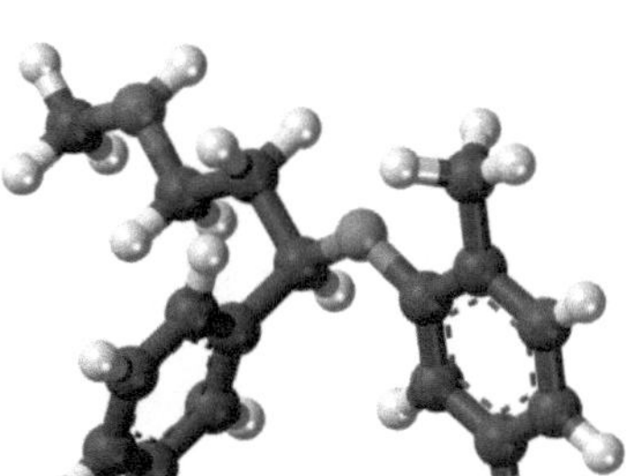

Atomoxetina [i30]

psicofármacos como antipsicóticos o medicamentos para trastornos por uso de sustancias. [s42] La elección del medicamento adecuado y la dosis correcta dependen de factores individuales y siempre deben hacerse en consulta con un médico. Un control médico regular es importante para verificar la efectividad de la terapia y detectar y tratar posibles efectos secundarios.

Distribución de la medicación para el TDAH

Distribución de las clases de medicamentos para el TDAH.

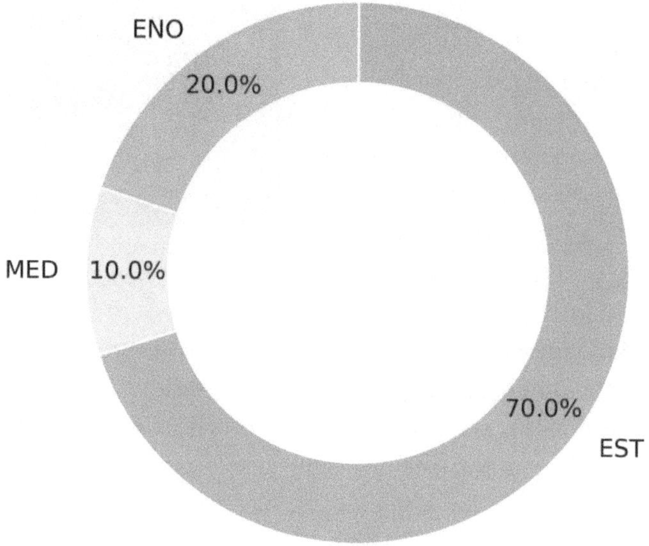

- ENO: Otros medicamentos (p. ej., agonistas alfa-2, antidepresivos)
- EST: Estimulantes (p. ej., metilfenidato, anfetamina)
- MED: Medicamentos no estimulantes (p. ej., atomoxetina, guanfacina)

Los estimulantes representan la mayor parte de los medicamentos para el TDAH, lo que destaca su uso común. Los no estimulantes ofrecen una opción de tratamiento alternativa para quienes no toleran o no se benefician de los estimulantes. Aunque se prescriben con menos frecuencia, otros medicamentos como los agonistas alfa-2 o los antidepresivos pueden desempeñar un papel en el manejo de síntomas específicos del TDAH o afecciones coexistentes.

Planes de administración

Los planes de administración para medicamentos de TDAH son individuales y dependen de varios factores, como el preparado elegido, su duración de acción y las necesidades personales. Estimulantes de corta duración de acción pueden necesitar ser tomados varias veces al día para asegurar un efecto uniforme a lo largo del día. Los preparados de acción prolongada, en cambio, a menudo se administran solo una vez al día, generalmente por la mañana. Esto puede mejorar la adherencia al tratamiento, ya que no es necesario recordar tomar el medicamento varias veces. Un plan de administración consistente que se ajuste al ritmo diario es crucial para asegurar el éxito del tratamiento. [s44] Así, la toma matutina puede ser útil para los trabajadores, para fomentar la concentración durante el horario laboral, mientras que los estudiantes pueden beneficiarse de tomarlo antes de las fases de estudio. El desarrollo de dicho plan debe realizarse en consulta con el médico y considerar las circunstancias de vida individuales. Establecer conjuntamente el plan de tratamiento con el médico puede, según estudios, aumentar la disposición a tomar la medicación. [s44] Esto subraya la importancia de una relación médico-paciente colaborativa, en la que se discutan abiertamente y se ajusten conjuntamente los objetivos y estrategias del tratamiento. Este enfoque no solo puede mejorar la adherencia al tratamiento, sino también la satisfacción con la atención. [s44] Además de la planificación temporal, la forma de administración también juega un papel. Algunos medicamentos se toman con líquido, otros pueden ser masticados o disueltos. Aquí se deben tener en cuenta las instrucciones específicas en

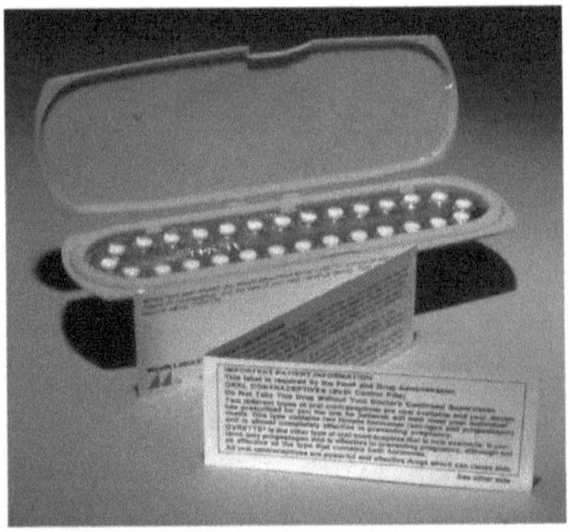

Prospecto [i32]

el prospecto. Los controles médicos regulares son esenciales para verificar la eficacia del medicamento y ajustar el plan de administración si es necesario. De este modo, se pueden minimizar los efectos no deseados y lograr el mejor éxito terapéutico.

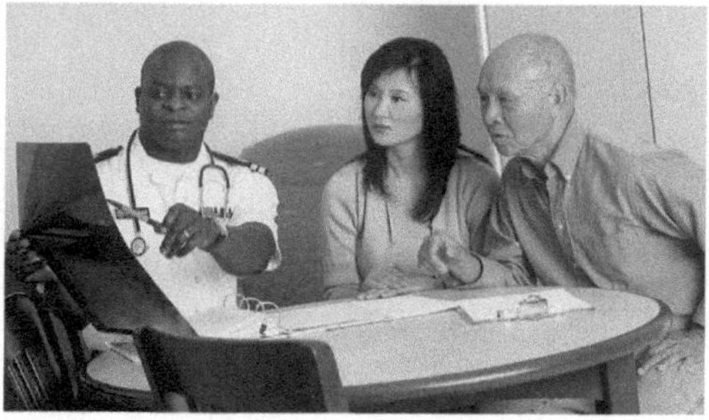

relación médico-paciente [i31]

Adherencia al tratamiento

La adherencia al tratamiento, también conocida como adherencia o cumplimiento, se refiere a cuán exactamente un paciente sigue las instrucciones del médico sobre la toma de medicamentos. Una buena adherencia al tratamiento es importante para el éxito del tratamiento del TDAH. Los factores que pueden influir en la adherencia al tratamiento incluyen la complejidad del plan de administración, la aparición de efectos secundarios y la relación médico-paciente.

Estimulantes

Los estimulantes son una clase de medicamentos que aumentan la actividad del sistema nervioso central. En el TDAH en adultos, pueden ayudar a mejorar la concentración, la atención y el control de impulsos. Es importante discutir la dosis correcta y el plan de administración con un médico para minimizar los efectos secundarios.

Relación médico-paciente

La relación médico-paciente describe la interacción y comunicación entre un médico y su paciente. Una relación médico-paciente de confianza y abierta es importante para el éxito del tratamiento del TDAH. Permite al paciente expresar abiertamente sus preocupaciones y preguntas, y al médico adaptar el tratamiento de manera individual.

Nivel de medicamento a lo largo del tiempo

Ilustra la concentración típica de medicamento para el TDAH en el torrente sanguíneo durante un día.

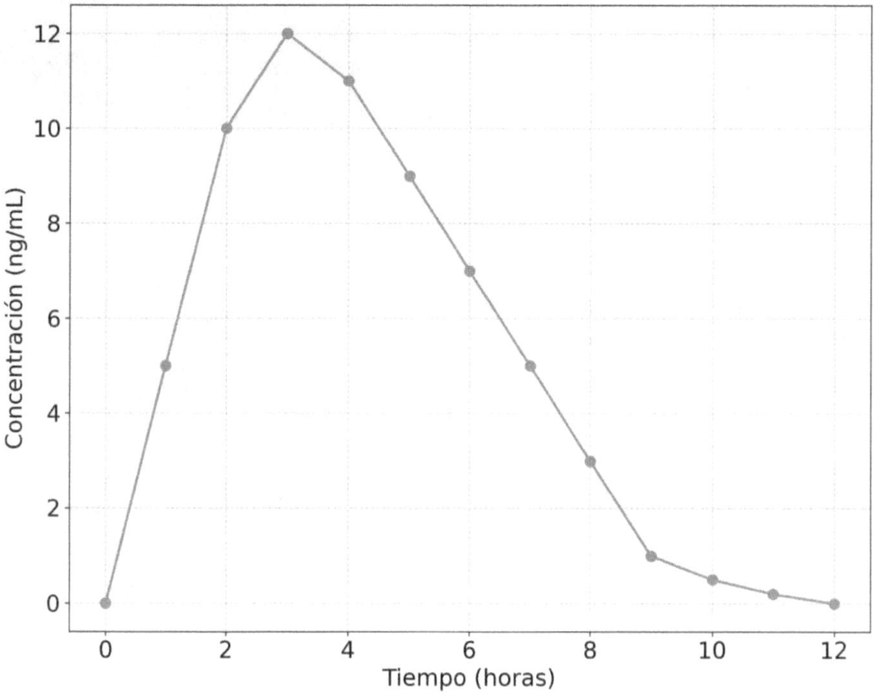

El gráfico muestra un rápido aumento en la concentración del medicamento después de la ingesta, alcanzando un pico seguido de una disminución gradual. Esto refleja cómo funciona la medicación estimulante para el TDAH, proporcionando un aumento en la concentración y la atención que disminuye a medida que el medicamento se metaboliza. El momento y la duración del efecto pueden variar según el medicamento específico y los factores individuales.

Manejo de los efectos secundarios

Los efectos secundarios de los medicamentos para el TDAH son comunes, pero generalmente controlables. El perfil de efectos secundarios varía según el grupo de sustancias activas. Mientras que los estimulantes tienden a causar pérdida de apetito, insomnio, dolores de cabeza o aumento de la frecuencia cardíaca [s45] [s46] [s47], los no estimulantes pueden provocar problemas digestivos, fatiga o cambios de humor [s48]. Es importante destacar que no todos los pacientes experimentan todos o los mismos efectos secundarios. La intensidad de los efectos secundarios también depende de la dosis [s45]. Si se presentan efectos secundarios, el primer paso es discutirlos con el médico tratante. Un ajuste de dosis o un cambio de medicamento pueden a menudo proporcionar alivio [s45] [s48]. Por ejemplo, en el caso de los estimulantes, una reducción de la dosis o un cambio en el horario de toma puede ayudar a contrarrestar los problemas de sueño [s45] [s49]. Si un estimulante causa efectos secundarios como cambios de humor, se puede considerar un cambio a otro estimulante o a un no estimulante [s45]. También la combinación con otros medicamentos puede ayudar a tratar efectos secundarios específicos [s49]. En caso de efectos secundarios persistentes o severos, el tratamiento no debe interrumpirse de manera unilateral [s48]. Una

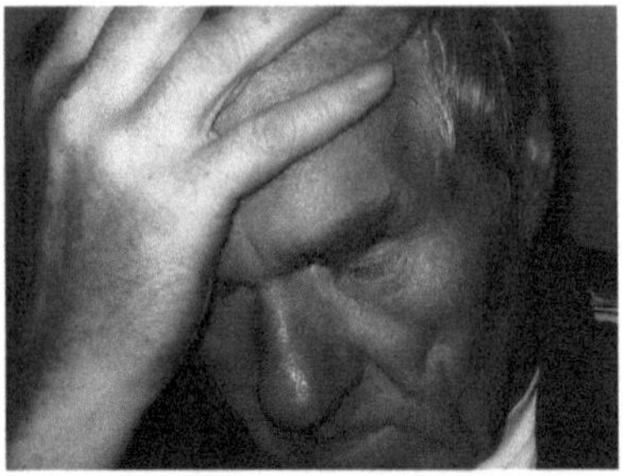

Fatiga [i33]

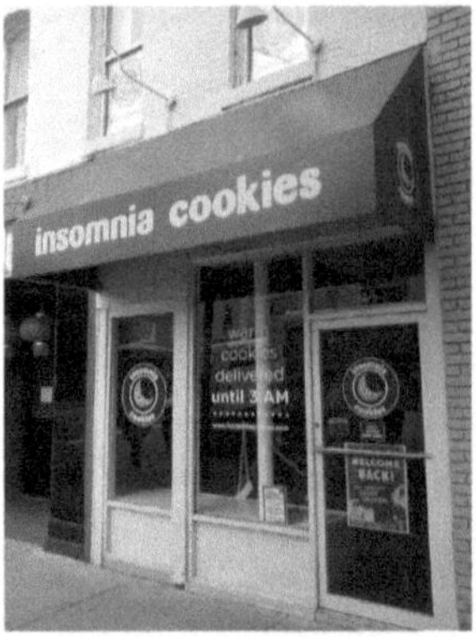

Insomnio [i34]

conversación abierta con el médico es esencial para encontrar juntos una solución que garantice el éxito del tratamiento y al mismo tiempo considere el bienestar del paciente. Además del tratamiento farmacológico, medidas no farmacológicas como la psicoterapia, el ejercicio y una alimentación saludable pueden contribuir a aliviar los síntomas del TDAH y minimizar los efectos secundarios. Por ejemplo, una buena higiene del sueño, que consiste en horarios de sueño regulares y un ritual nocturno relajante, puede ayudar a contrarrestar los problemas de sueño que pueden ser exacerbados por los estimulantes [s49]. A través de la combinación de diferentes enfoques terapéuticos, se puede desarrollar un plan de tratamiento individual que satisfaga las necesidades del paciente. La estrecha colaboración entre el médico y el paciente es crucial para ajustar la terapia de manera óptima y mejorar la calidad de vida. Un monitoreo continuo de los parámetros vitales, cambios de comportamiento y posibles anomalías psiquiátricas también es importante para poder reaccionar a tiempo ante efectos adversos de los medicamentos [s50].

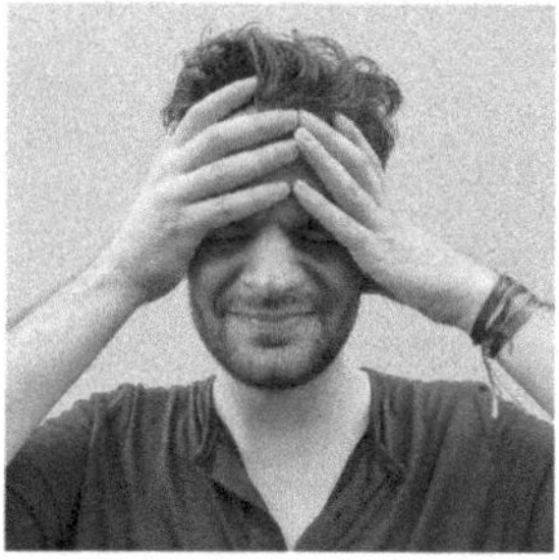

Dolor de cabeza [i35]

Efectos secundarios

Efectos no deseados de un medicamento que pueden ocurrir además del efecto terapéutico previsto. En los medicamentos para el TDAH, pueden presentarse efectos secundarios como pérdida de apetito, trastornos del sueño o cambios de humor.

Anomalías psiquiátricas

Comportamientos o síntomas que pueden indicar un trastorno mental. En el tratamiento del TDAH, es importante estar atento a posibles anomalías psiquiátricas, ya que pueden influir en la terapia.

Perfil de efectos secundarios

La totalidad de los posibles efectos secundarios de un medicamento, incluyendo su frecuencia y gravedad. El perfil de efectos secundarios es un factor importante en la selección del medicamento adecuado para el TDAH.

Efectos secundarios de la medicación para el TDAH en adultos

Frecuencia de los efectos secundarios comunes

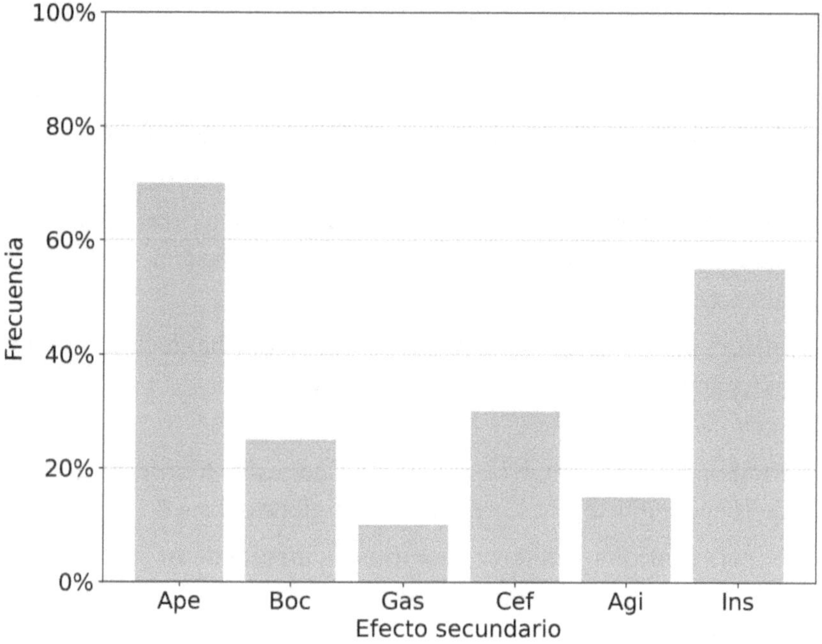

Agi: Agitación
Boc: Boca seca
Gas: Problemas gastrointestinales
Ape: Supresión del apetito
Cef: Cefalea
Ins: Insomnio

Este gráfico ilustra la frecuencia relativa de los efectos secundarios comunes asociados con la medicación para el TDAH en adultos. La supresión del apetito parece ser el efecto secundario más frecuente, seguido de las dificultades para dormir. Aunque son menos comunes, los dolores de cabeza y la sequedad de boca todavía los experimenta una parte notable de los pacientes. La menor incidencia de nerviosismo y problemas gastrointestinales sugiere que estos efectos secundarios pueden ser menos problemáticos para la mayoría de las personas que toman medicamentos para el TDAH. Es fundamental recordar que las experiencias individuales pueden variar, y los pacientes deben consultar con sus médicos para discutir cualquier inquietud.

Consejos concretos

- Documente su ingesta de medicamentos, incluyendo la hora, la dosis y el efecto observado, para identificar patrones.
- Elabore una lista personal de efectos secundarios y evalúela regularmente en términos de intensidad y afectación.
- Discuta con su médico la posibilidad de cambiar de medicamento dentro del mismo grupo de principios activos, si los efectos secundarios persisten.
- Considere, además de la terapia farmacológica, utilizar preparados herbales como el hipérico o la valeriana, tras consultar con su médico.
- Integre ejercicios de atención plena en su vida diaria para entrenar su percepción corporal y así reaccionar tempranamente a los efectos secundarios.
- Reflexione sobre cómo la ingesta de medicamentos afecta su calidad de sueño y ajuste, si es necesario, su higiene del sueño.
- Experimente con diferentes horarios de ingesta de su medicamento, en consulta con su médico, para encontrar la eficacia óptima para su ritmo diario.
- Lleve un diario de alimentación para identificar posibles interacciones entre medicamentos y alimentos.
- Comparta sus experiencias con otros afectados sobre el tratamiento farmacológico para obtener nuevas perspectivas.
- Desarrolle junto a su médico un plan de emergencia para manejar efectos secundarios severos.
- Revise regularmente sus parámetros vitales, como la presión arterial y el pulso, para observar posibles efectos de los medicamentos.

3. 2 Enfoques de terapia conductual

Los enfoques de terapia conductual, especialmente la terapia cognitivo-conductual (TCC), ofrecen estrategias efectivas para enfrentar los desafíos que el TDAH presenta en la vida cotidiana y en el trabajo. Ayudan a reconocer patrones de comportamiento y pensamiento desfavorables y a reemplazarlos por nuevas estrategias orientadas a objetivos. Problemas como la impulsividad, las dificultades de concentración y la disregulación emocional se abordan de manera específica. La TCC proporciona métodos prácticos para estructurar la vida diaria, manejar las distracciones y mejorar la autorregulación. A través de la combinación de psicoeducación, modificación del comportamiento y reestructuración cognitiva, se posibilitan cambios sostenibles. Descubra en este capítulo cómo, mediante técnicas de terapia conductual, puede gestionar eficazmente sus síntomas de TDAH y mejorar su calidad de vida.

La estructura modular y organizada de la TCC, con flujos de sesión claros y módulos establecidos como psicoeducación, estrategias de organización y reestructuración cognitiva, ofrece a las personas con TDAH un marco estable y un proceso terapéutico comprensible para aprender nuevos comportamientos e integrarlos de manera sostenible.

Construcción de estructuras

La construcción de estructuras es un aspecto importante en el tratamiento del TDAH en la edad adulta. Intervenciones psicosociales estructuradas y basadas en habilidades, como la terapia cognitivo-conductual (TCC), ofrecen un marco adecuado para abordar las dificultades de los adultos con TDAH [s51]. La TCC es una forma de terapia estructurada, didáctica y orientada a objetivos, que busca cambiar patrones de pensamiento y comportamiento [s52]. La estructura de las sesiones de TCC proporciona continuidad y transparencia: un breve intercambio sobre el estado de ánimo actual y una conexión con la sesión anterior crean un marco. Juntos, se establece la agenda y se discuten las tareas antes de abordar problemas específicos. Finalmente, se acuerdan nuevas tareas y se resume la sesión [s52]. Esta clara estructura de cada sesión ayuda a mantener el enfoque y a hacer el proceso terapéutico comprensible. Los programas de TCC para adultos con TDAH suelen incluir de 8 a 12 sesiones, que pueden llevarse a cabo de forma individual o en grupo [s53]. La terapia tiene como objetivo el cambio de comportamiento, el control de los síntomas centrales del TDAH y la mejora de la regulación emocional y la autoestima [s53]. Una construcción estructurada y modular es característica de los programas de TCC para el TDAH [s54]. Después de una inicial psicoeducación, siguen módulos sobre organización y planificación, gestión de distracciones, control de impulsos y reestructuración cognitiva [s53] [s54]. En el primer módulo – psicoeducación y organización/planificación – los pacientes aprenden a llevar un calendario y una lista de tareas, que sirven como base para otras habilidades [s54]. Un ejemplo de esto sería establecer un horario fijo por la noche para planificar el día siguiente e ingresar todas las citas y tareas en el calendario. El módulo de gestión de distracciones entrena la percepción de factores ambientales y enseña técnicas para minimizar el cambio constante de tareas [s54]. La reestructuración cognitiva ayuda a identificar pensamientos problemáticos y a reemplazarlos por formas de pensar más realistas y útiles [s54].

Además, se pueden ofrecer módulos sobre procrastinación o la inclusión de parejas [s54]. La última sesión se dedica a la prevención de recaídas, donde se repasan todas las estrategias aprendidas y se elabora un plan para su aplicación futura [s54]. Las técnicas de comportamiento y cognitivas compensatorias buscan aliviar los síntomas del TDAH y cambiar patrones de pensamiento negativos [s53]. Por lo tanto, el tratamiento del TDAH en la edad adulta requiere un enfoque multidimensional que, además de la medicación, incluya intervenciones psicosociales estructuradas como la TCC [s51]. Los estudios futuros deberían investigar más a fondo la eficacia de estas intervenciones, especialmente en adultos no medicados, así como los factores que influyen en el éxito terapéutico [s51].

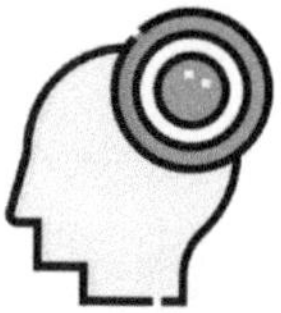

Eficacia de los métodos de estructuración

Eficacia de los métodos de estructuración del TDAH.

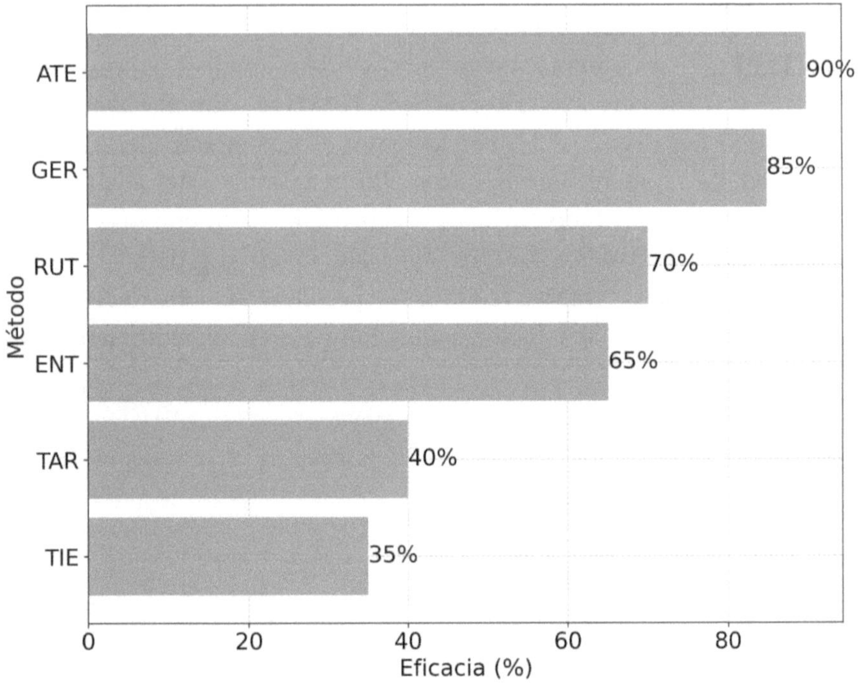

ATE: Atención Plena

GER: Gestión emocional

TAR: Desglose de tareas

ENT: Estructuración del entorno

RUT: Establecimiento de Rutinas

TIE: Gestión del tiempo

El gráfico representa visualmente la eficacia de diversas técnicas de estructuración para adultos con TDAH. La gestión del tiempo y el desglose de tareas demuestran el mayor impacto, lo que sugiere su papel crucial en el manejo de los síntomas del TDAH. La estructuración del entorno y el establecimiento de rutinas también contribuyen significativamente, lo que indica los beneficios de un entorno organizado y de horarios diarios constantes. Aunque son útiles, la regulación emocional y las prácticas de atención plena muestran un impacto comparativamente menor, lo que pone de relieve la importancia de centrarse primero en las habilidades de organización básicas.

Modificación del comportamiento

La modificación del comportamiento representa un componente importante en el tratamiento del TDAH en adultos y tiene como objetivo minimizar comportamientos problemáticos y establecer conductas beneficiosas [s55]. El enfoque se centra en la adaptación de las consecuencias del comportamiento. A través de refuerzo positivo, como elogios o recompensas, se refuerzan las conductas deseadas. Al mismo tiempo, se intenta reducir las conductas no deseadas mediante consecuencias negativas, como la privación de privilegios. Es crucial que las consecuencias sigan inmediatamente al comportamiento para establecer una conexión clara. La efectividad de la modificación del comportamiento se manifiesta especialmente en combinación con el tratamiento farmacológico [s56]. Este enfoque permite un tratamiento integral de los síntomas y aborda tanto los aspectos neurobiológicos como los conductuales del TDAH. La terapia cognitivo-conductual (TCC) ha demostrado ser particularmente prometedora [s57]. Se centra en la identificación y modificación de patrones de pensamiento disfuncionales, que a menudo conducen a la procrastinación y al comportamiento de evitación. A través de la práctica intencionada de nuevas estrategias de comportamiento y su aplicación repetida, se fortalecen habilidades compensatorias que ayudan a los afectados a romper el ciclo de fracaso y dificultades de rendimiento [s57]. A diferencia de enfoques amplios que tratan muchos temas de manera superficial, la TCC efectiva se centra en pocas áreas específicas y las profundiza intensamente [s57]. De este modo, los pacientes pueden desarrollar estrategias sostenibles para manejar sus síntomas de TDAH y mejorar su calidad de vida. Aunque los estudios muestran resultados positivos en relación con la reducción de los síntomas del TDAH a través de la TCC [s58] [s56], se requieren más investigaciones para examinar la efectividad de formas de terapia individuales, como la terapia conductual o la atención

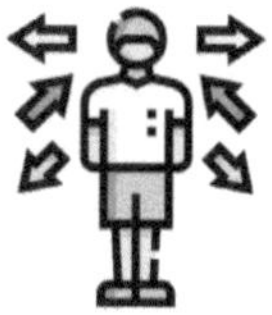

plena [s59]. En particular, la efectividad en pacientes sin tratamiento farmacológico necesita más investigación [s55]. Un hombre que constantemente pierde sus llaves podría establecer un lugar fijo para el llavero cerca de la puerta de entrada. Cada vez que coloca la llave allí, se recompensa internamente con un pensamiento positivo, como "¡Bien hecho! Has puesto la llave en su lugar." Si aún así pierde la llave, evita la autocrítica y se concentra en encontrar el llavero utilizando una estrategia de búsqueda establecida. A través de este enfoque consistente, se consolida el comportamiento deseado y la frustración por las llaves perdidas disminuye.

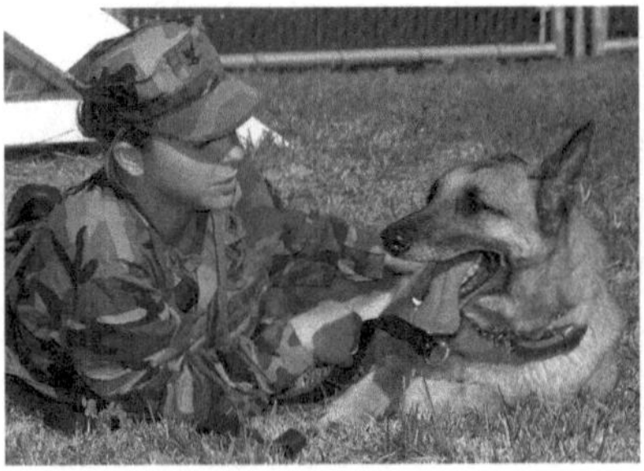

Refuerzo positivo [i36]

Bueno saber

Habilidades compensatorias

Las habilidades compensatorias son estrategias y técnicas que las personas con TDAH desarrollan para enfrentar los desafíos de sus síntomas en la vida diaria. Estas habilidades pueden ser entrenadas y mejoradas a través de la terapia conductual para aumentar la funcionalidad y la calidad de vida.

Modificación del comportamiento

En el contexto del TDAH en adultos, la modificación del comportamiento describe la aplicación sistemática de principios de aprendizaje para cambiar comportamientos que intensifican los desafíos en la vida diaria. A través del refuerzo positivo (recompensas por comportamiento deseado) y consecuencias negativas (privación de privilegios por comportamiento no deseado), se aprenden y consolidan nuevos patrones de comportamiento que contribuyen a una mejor gestión diaria.

Patrones de pensamiento disfuncionales

Los patrones de pensamiento disfuncionales en el TDAH pueden llevar a comportamientos autodestructivos como la procrastinación o la evitación. En la TCC, estos patrones de pensamiento se identifican y se reemplazan por pensamientos más realistas y útiles para permitir cambios de comportamiento positivos.

Intervenciones conductuales para el TDAH en adultos

Eficacia, frecuencia e intensidad de las intervenciones conductuales para el TDAH en adultos.

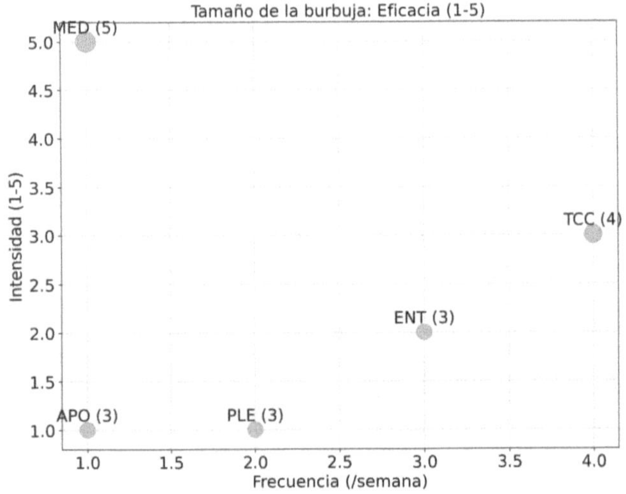

Blasengröße: Eficacia ((1-5))

APO: Grupos de Apoyo

ENT: Entrenamiento de Habilidades

MED: Manejo de Medicación

PLE: Prácticas de Atención Plena

TCC: Terapia Cognitivo-Conductual

La terapia cognitivo-conductual (TCC) muestra un equilibrio entre alta frecuencia e intensidad moderada, lo que sugiere su uso regular con un esfuerzo manejable. Si bien las prácticas de atención plena tienen una intensidad y frecuencia menores, su eficacia moderada puede indicar que son beneficiosas como intervención complementaria. El manejo de la medicación, aunque con menos frecuencia, muestra una alta intensidad y una alta eficacia, lo que posiblemente refleja la naturaleza potente pero exigente de los tratamientos farmacológicos. El entrenamiento de habilidades es prometedor con una eficacia y frecuencia moderadas, lo que sugiere que se puede incorporar a las rutinas diarias. Los grupos de apoyo, a pesar de la baja frecuencia e intensidad, demuestran una eficacia moderada, lo que destaca su potencial como una medida de apoyo de bajo esfuerzo.

Manejo del estrés

El manejo del estrés es un aspecto central en el tratamiento del TDAH, ya que el estrés a menudo agrava la sintomatología. La terapia cognitivo-conductual (TCC) ofrece estrategias para el manejo del estrés, al desmantelar comportamientos desfavorables orientados a la seguridad que impiden la autocorrección de patrones de pensamiento erróneos [s60]. En lugar de evitar situaciones de examen, por miedo al fracaso, la TCC anima a enfrentarse a estas situaciones de manera controlada, permitiendo así la experiencia de que las consecuencias temidas no ocurren o son al menos manejables. A través de esta confrontación con estresores, los afectados pueden aprender a evaluar sus habilidades de manera más realista y fortalecer su autoconfianza. La TCC también promueve un pensamiento equilibrado para mejorar la capacidad de manejo del estrés [s60]. En lugar de centrarse únicamente en los aspectos negativos de una situación, como la alta carga de trabajo, la TCC también dirige la atención hacia aspectos positivos, como los proyectos completados con éxito o el apoyo de colegas. Este cambio de perspectiva puede ayudar a manejar las situaciones de estrés con mayor calma. Además de la TCC clásica, nuevos enfoques terapéuticos, como la terapia de aceptación y compromiso (ACT) y la

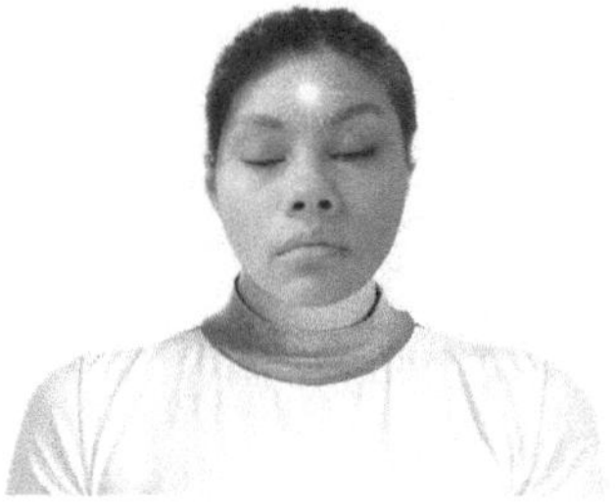

Meditación [i37]

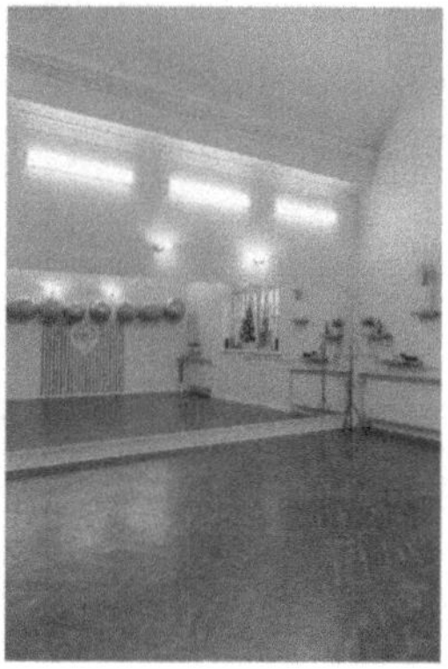

Yoga [i38]

terapia cognitiva basada en la atención plena (MBCT), ofrecen más posibilidades para la reducción del estrés [s60]. La ACT apoya la aceptación de pensamientos y sentimientos desagradables, sin dejarse abrumar por ellos. La MBCT entrena la atención plena para mejorar la percepción del momento presente y así reducir las reacciones impulsivas al estrés. Complementariamente a estas formas de terapia, las prácticas mente-cuerpo, como la meditación y el yoga, pueden tener efectos positivos en la atención y la regulación emocional [s61]. La meditación regular, incluso breves sesiones de 5-10 minutos al día, puede ayudar a encontrar la calma interior y a mitigar las reacciones al estrés. Efectos igualmente positivos pueden lograrse a través del yoga, que armoniza cuerpo y mente, aumentando así la resistencia al estrés. También el uso de programas de TCC en línea o aplicaciones de autoayuda puede contribuir al manejo del estrés, aunque siempre debe hacerse en consulta con un terapeuta [s60]. Estas herramientas digitales ofrecen apoyo flexible y de fácil acceso, pero no reemplazan la atención individual de un terapeuta experimentado. Un horario diario estructurado con tiempos fijos para trabajo, ocio y descanso también puede ayudar a reducir el estrés y a manejar mejor los síntomas del TDAH. Comparado con una caja de herramientas bien organizada, donde cada herramienta tiene su lugar, un horario diario estructurado facilita la orientación y reduce la sensación de sobrecarga.

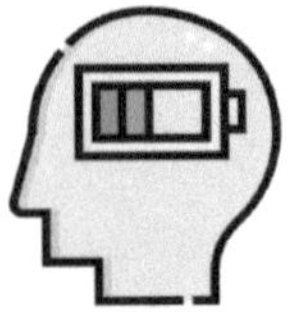

Bueno saber

Aplicaciones de autoayuda

Las aplicaciones de autoayuda ofrecen a los adultos con TDAH herramientas prácticas y estrategias para el manejo del estrés, la mejora de la organización y la regulación emocional. Estas aplicaciones pueden ayudar a los afectados a controlar mejor sus síntomas de TDAH en la vida diaria y a aumentar su calidad de vida.

Estresores

Los estresores son estímulos o situaciones que pueden desencadenar estrés. En adultos con TDAH, los estresores pueden agravar los síntomas del TDAH y llevar a una carga emocional. Ejemplos de estresores incluyen la presión del tiempo, el ruido, los conflictos sociales o los cambios en la vida diaria.

Programas de TCC en línea

Los programas de TCC en línea ofrecen a los adultos con TDAH una forma flexible y de fácil acceso para aprender estrategias conductuales para el manejo del estrés y la reducción de síntomas. Estos programas pueden ser un complemento valioso a la terapia tradicional y ayudar a los afectados a manejar mejor sus síntomas de TDAH en la vida diaria.

Técnicas de manejo del estrés

Distribución de las técnicas de manejo del estrés de la TCC para adultos con TDAH.

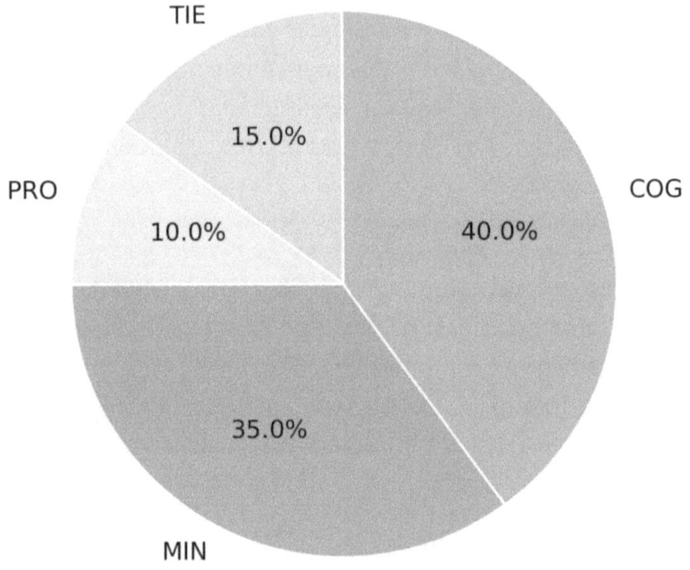

COG: Reestructuración Cognitiva

MIN: Técnicas de Mindfulness y Relajación

PRO: Habilidades para Resolver Problemas

TIE: Habilidades de Gestión del Tiempo

La mayor parte del gráfico está dedicada a la Reestructuración Cognitiva, lo que indica su papel central en el manejo del estrés relacionado con el TDAH. Las Técnicas de Mindfulness y Relajación también representan una parte sustancial, destacando la importancia de abordar los aspectos cognitivos y fisiológicos del estrés. Si bien las Habilidades de Gestión del Tiempo y Resolución de Problemas tienen un porcentaje menor, siguen siendo componentes cruciales de un enfoque integral de manejo del estrés, abordando los desafíos organizativos y prácticos que a menudo enfrentan los adultos con TDAH. Esta distribución sugiere un enfoque equilibrado que se centra en modificar los patrones de pensamiento, fomentar la relajación y desarrollar habilidades prácticas de afrontamiento.

Consejos concretos

- Cambia tu lenguaje interno: Sustituye los diálogos internos negativos por formulaciones positivas y de apoyo.
- Utiliza la técnica del "observador interno": Observa tus pensamientos y sentimientos con distancia, sin juzgarlos.
- Desarrolla un sistema de recompensas personal: Refuerza el comportamiento deseado con pequeñas pero efectivas recompensas.
- Entrena tu autoconciencia: Presta atención consciente a las señales de tu cuerpo y aprende a reconocer tus límites.
- Practica la autocompasión: Encuéntrate a ti mismo con comprensión y aceptación, incluso en situaciones difíciles.
- Incorpora elementos lúdicos en tu vida diaria: Utiliza juegos y acertijos para entrenar tus habilidades cognitivas.
- Dedica tiempo regularmente a actividades creativas: Pinta, toca música o escribe para expresar tus emociones.
- Conecta tus objetivos terapéuticos con tus valores personales: Encuentra tu motivación en lo que realmente te importa.
- Explora nuevas formas de relajación: Experimenta con diferentes métodos como el entrenamiento autógeno o la relajación muscular progresiva.
- Reflexiona sobre tus progresos: Lleva un diario de terapia para documentar tus éxitos y desafíos.
- Busca el intercambio con otros afectados: Comparte tus experiencias y aprende de las estrategias de los demás.
- Desarrolla un "kit de emergencia" personal para momentos difíciles: Reúne pensamientos, imágenes u objetos útiles.

3. 3 Formas de terapia complementarias

El TDAH en la edad adulta presenta a los afectados diversos desafíos en la vida laboral y cotidiana. Además de las formas de terapia establecidas, enfoques complementarios pueden apoyar de manera significativa el tratamiento. Este apartado examina diversas opciones como la terapia de movimiento, técnicas de relajación y asesoramiento nutricional, que pueden adaptarse específicamente a las necesidades individuales. Estos métodos ofrecen oportunidades para mejorar la concentración, el control de impulsos y la regulación emocional. A continuación, descubra más sobre las aplicaciones concretas y el potencial beneficio de estas formas de terapia complementarias.

Las terapias complementarias para el TDAH deben ser siempre individualizadas e integradas en un concepto global en consulta con profesionales, que complemente pero no reemplace la atención médica estándar.

Terapia de movimiento

La terapia de movimiento abarca diferentes enfoques que utilizan la actividad física para influir en los síntomas del TDAH en adultos. No se trata principalmente de rendimiento deportivo, sino de la utilización específica del movimiento para mejorar la concentración, el control de impulsos y la regulación emocional. [s62] La terapia de movimiento puede adaptarse individualmente y tiene en cuenta las condiciones personales y el estado de salud. Así, puede ser modificada, entre otros, para personas con limitaciones físicas. [s62] Los efectos positivos de la terapia de movimiento son diversos e incluyen, entre otros, una mejora en la movilidad, la fuerza, el equilibrio y la coordinación. [s62] Además, el ejercicio regular puede influir positivamente en la salud cardiovascular, la condición física y el estado de ánimo. [s62] También se pueden fomentar funciones cognitivas como la concentración a través de la terapia de movimiento. [s62] Un ejemplo de ello sería una práctica regular de yoga o Tai-Chi. Un enfoque específico de la terapia de movimiento es el Somatic Experiencing (SE). [s63] SE se centra en las reacciones corporales asociadas a experiencias traumáticas y tiene como objetivo mejorar la autorregulación. [s63] En el centro se encuentra la percepción de las sensaciones internas. [s63] El contacto físico juega un papel importante en la terapia SE para proporcionar seguridad y apoyar el proceso de curación. [s63] La construcción de confianza y seguridad en la relación terapéutica es crucial para el éxito de este método. [s63] Los estudios muestran que SE puede ser eficaz no solo en el trastorno de estrés postraumático (TEPT), sino que también tiene efectos positivos sobre síntomas concomitantes como la depresión y la ansiedad. [s63] Por lo tanto, SE también puede ser útil en otros trastornos mentales. [s63] Es importante que la terapia de movimiento complemente la atención médica estándar, pero no la reemplace. [s62] Ofrece un tratamiento centrado en el paciente y integrativo que considera los aspectos físicos, psicológicos,

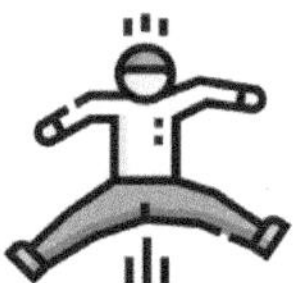

sociales y espirituales de la salud y la enfermedad. [s62] La terapia de movimiento es una adición segura y rentable a otras formas de terapia para el TDAH en la edad adulta. [s62] A través de la participación activa en su propia salud y el apoyo de la comunidad, se fortalece la responsabilidad personal. [s62]

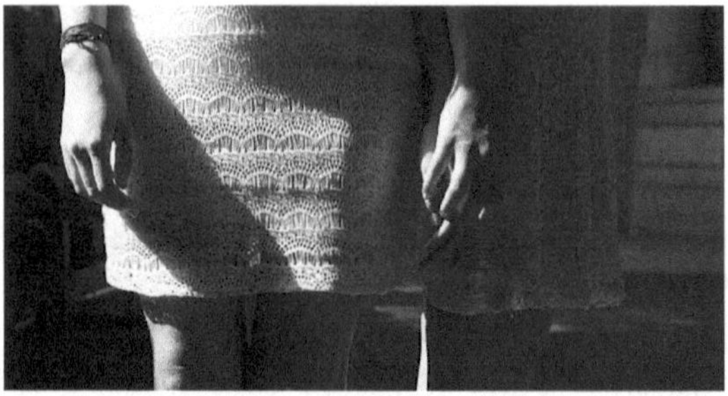

Contacto físico [i39]

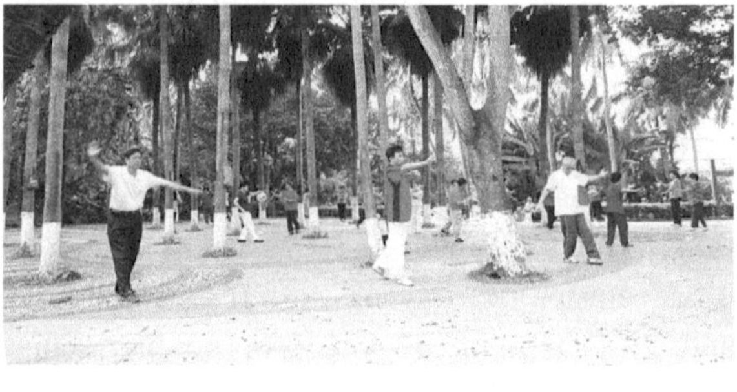

Tai Chi [i40]

Bueno saber

Integrativo

Significa que se combinan diferentes enfoques terapéuticos para garantizar un tratamiento integral. Un tratamiento integrativo del TDAH en adultos puede incluir, por ejemplo, terapia de movimiento, psicoterapia y medicamentos.

Cardiovascular

Se refiere al corazón y los vasos sanguíneos. El ejercicio regular puede mejorar la salud cardiovascular, lo cual es especialmente importante para los adultos con TDAH, ya que algunos medicamentos pueden aumentar el riesgo de enfermedades cardiovasculares.

Tai-Chi

El Tai-Chi puede mejorar la percepción corporal, fomentar la calma y influir positivamente en el control de impulsos en adultos con TDAH.

Trastorno de Estrés Postraumático

Un trastorno mental que puede aparecer tras una experiencia traumática y se manifiesta en síntomas como recuerdos intrusivos, pesadillas y ansiedad aumentada. Puede presentarse adicionalmente en adultos con TDAH y agravar los síntomas existentes.

Impacto de la terapia de ejercicio en el bienestar

Correlación entre el nivel de actividad y el bienestar en adultos con TDAH.

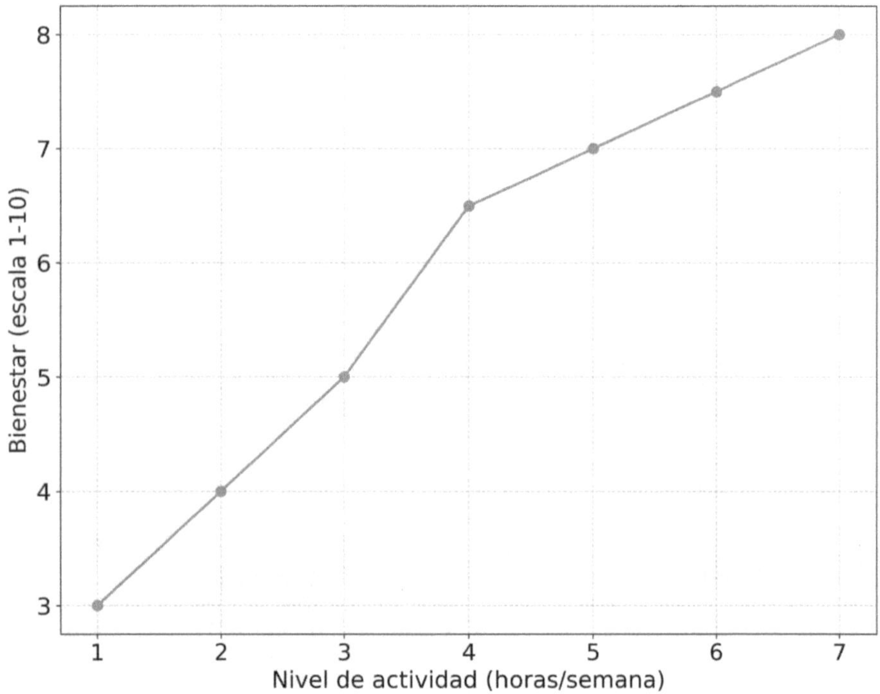

Los datos sugieren una correlación positiva entre el aumento de los niveles de actividad y la mejora del bienestar. Si bien las respuestas individuales varían, la tendencia general indica que una mayor participación en la terapia de ejercicio se asocia con un mayor bienestar informado. Esto refuerza los beneficios potenciales de incorporar la actividad física regular como terapia complementaria para controlar los síntomas del TDAH en adultos.

Técnicas de relajación

Las técnicas de relajación ofrecen diversas oportunidades para afrontar las dificultades cotidianas asociadas con el TDAH. Un enfoque se centra en la mejora de la regulación de la atención y el control emocional. Entre otras, achtsamkeitstraining, que se aplica cada vez más en la práctica clínica, se enfoca en la percepción no evaluativa de las propias experiencias. [s64] Esto permite regular las reacciones impulsivas y gestionar mejor los estados emocionales. [s64] Incluso breves sesiones de ejercicio ya muestran efectos positivos en el control de la atención y la función emocional. [s64] La meditación, otra técnica para fomentar la concentración en el momento presente, también ofrece potencial para aliviar la sintomatología del TDAH. [s65] Además, enfoques experimentales como el biofeedback y neurofeedback están ganando importancia, ya que buscan mejorar la atención mediante la modulación de la actividad cerebral. [s65] Mientras que la meditación puede considerarse una forma de terapia complementaria, la evidencia de su eficacia en el TDAH aún es limitada y se necesita más investigación para evaluar su efectividad y aplicación óptima. [s66] Un entorno tranquilo, la práctica regular y la integración en la vida cotidiana pueden potenciar los efectos positivos de las técnicas de relajación.

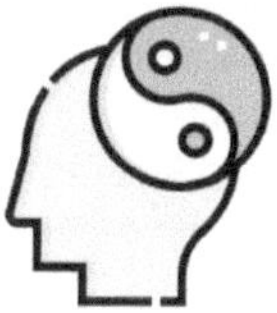

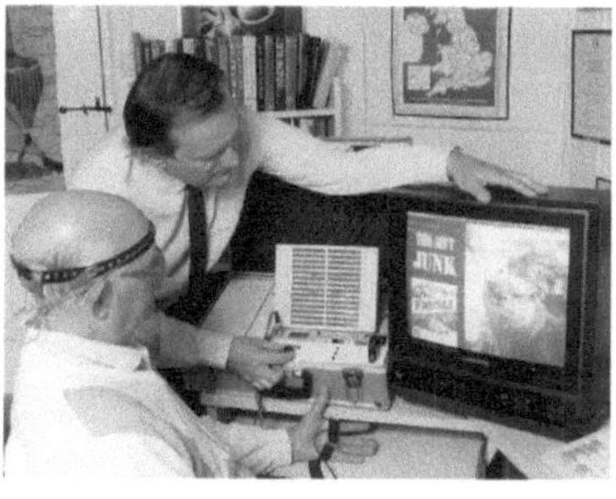

Neurofeedback [i41]

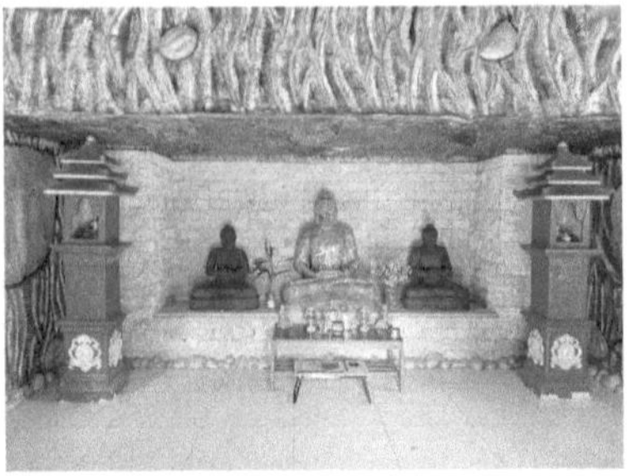

Entrenamiento de atención plena [i42]

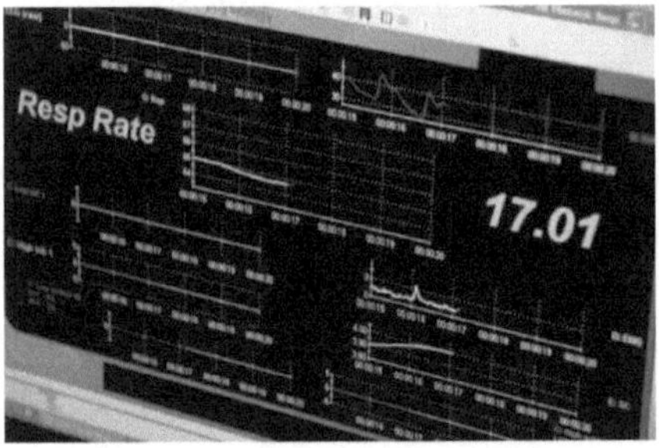

Biorretroalimentación [i43]

Eficacia de las Técnicas de Relajación para el TDAH en Adultos

Calificaciones de eficacia autoinformadas

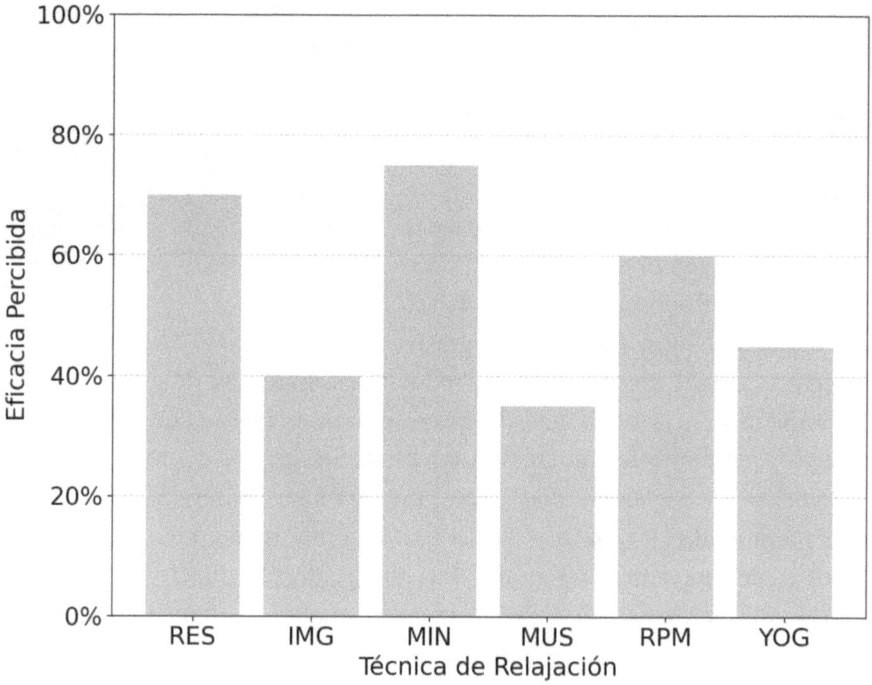

IMG: Imágenes Guiadas
MIN: Mindfulness
MUS: Musicoterapia
RES: Respiración Profunda
RPM: Relajación Muscular Progresiva
YOG: Yoga

Los ejercicios de atención plena y respiración profunda muestran la mayor eficacia percibida en el manejo de los síntomas del TDAH, seguidos de la relajación muscular progresiva. Si bien el yoga y las imágenes guiadas también demuestran algún beneficio, tienen una calificación más baja. Esto sugiere que las técnicas que se centran en el control de la respiración y la conciencia corporal pueden ser particularmente útiles para los adultos con TDAH. Sin embargo, las respuestas individuales a las técnicas de relajación pueden variar, y es crucial explorar diferentes métodos para encontrar lo que funciona mejor.

Asesoramiento nutricional

El asesoramiento nutricional para el TDAH en la edad adulta puede incluir diversas intervenciones dietéticas. Esto incluye la ingesta específica de ciertos nutrientes como la vitamina D y los ácidos grasos omega-3, que pueden influir positivamente en la función cognitiva y el comportamiento [s67]. La suplementación con ácidos grasos omega-3 podría, según estudios, reducir los síntomas del TDAH [s67]. Un aumento en la necesidad de estos nutrientes puede ser cubierto, por ejemplo, mediante la integración de pescados grasos como el salmón o la caballa en la dieta, dos veces por semana. Alternativamente, los suplementos dietéticos, tras consultar con un médico o nutricionista, pueden ser una adición sensata. Las dietas de eliminación, en las que ciertos alimentos se eliminan temporalmente de la dieta para observar su influencia en los síntomas del TDAH, muestran resultados inconsistentes [s67]. El papel de los colorantes artificiales en los alimentos en la aparición o exacerbación de los síntomas del TDAH es, salvo en casos de intolerancias alimentarias existentes, en gran medida incierto [s67]. La investigación actual examina la relación entre los antioxidantes y el TDAH, ya que el estrés oxidativo puede causar daños neuronales [s67]. Una dieta equilibrada rica en frutas y verduras frescas puede asegurar el suministro de antioxidantes importantes.

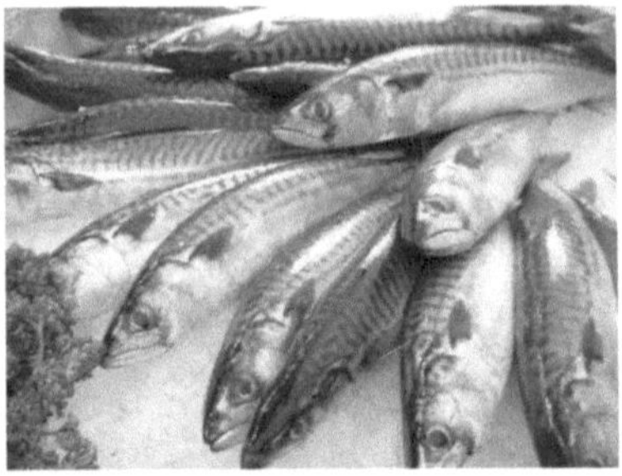

Caballa [i45]

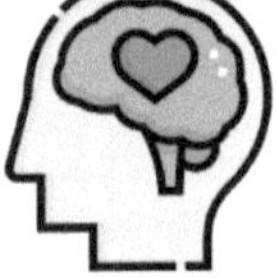

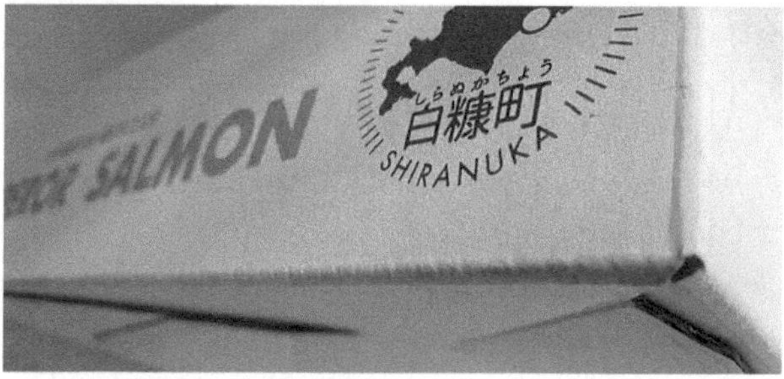

Salmón [i44]

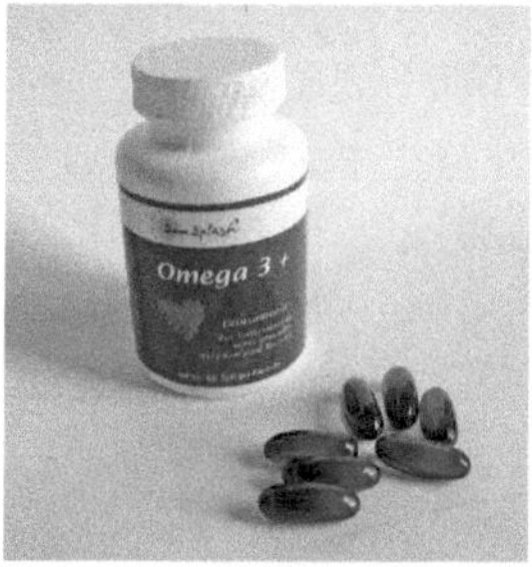

Ácidos grasos omega-3 [i46]

Dieta de eliminación

Una forma de alimentación en la que ciertos alimentos se eliminan durante un período limitado para observar sus efectos en el cuerpo. Después de la fase de eliminación, los alimentos se reintroducen uno a uno para determinar si provocan síntomas. En el TDAH en la edad adulta, las dietas de eliminación pueden ayudar a identificar intolerancias alimentarias que afectan los síntomas.

Intervenciones dietéticas

Cambios dietéticos específicos que tienen como objetivo aliviar o mejorar los síntomas del TDAH en la edad adulta. Ejemplos incluyen la evitación de ciertos alimentos o la ingesta específica de nutrientes.

Suplementos dietéticos

Fuentes concentradas de nutrientes que deben complementar la dieta normal. Contienen vitaminas, minerales, aminoácidos, ácidos grasos u otras sustancias y están disponibles en diversas formas como tabletas, cápsulas o polvos. En el TDAH en la edad adulta, los suplementos dietéticos pueden ser utilizados, tras consultar con un médico, para compensar una posible deficiencia de nutrientes.

Recomendaciones nutricionales para el manejo del TDAH

Distribución de las recomendaciones dietéticas comunes para adultos con TDAH.

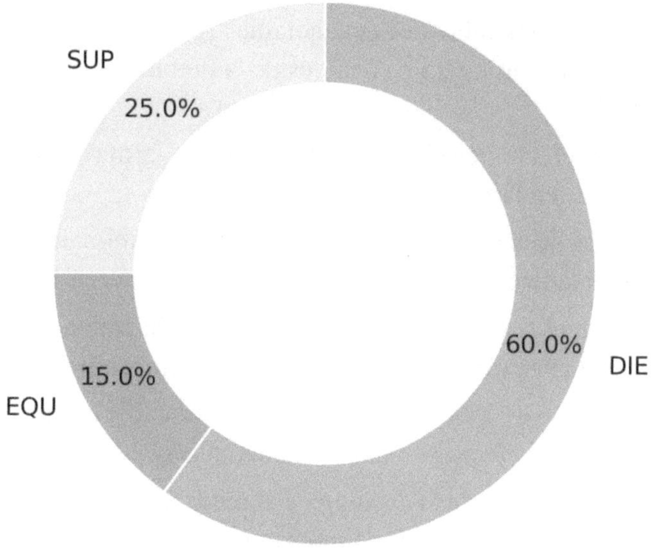

- DIE: Dieta equilibrada (alimentos integrales, comidas regulares)
- EQU: Dietas de eliminación (p. ej., gluten, lácteos)
- SUP: Suplementación (p. ej., Omega-3, Hierro)

La visualización destaca el énfasis en una dieta equilibrada a base de alimentos integrales. Las dietas de eliminación, aunque a veces se exploran, representan una porción más pequeña, lo que sugiere que no se recomiendan universalmente, pero pueden considerarse en casos específicos. La suplementación también está presente, lo que indica un papel potencial para el apoyo nutricional específico. El segmento más grande enfatiza la nutrición equilibrada como la base para el manejo del TDAH.

Consejos concretos

- Explora el mundo de la terapia de sonido y descubre cómo los sonidos pueden fomentar tu paz interior y fortalecer tu concentración.
- Incorpora movimientos rítmicos, como tocar tambores o bailar, en tu vida diaria para mejorar tu percepción corporal y dirigir tu energía.
- Descubre las posibilidades de la terapia artística y expresa tus emociones y pensamientos a través de la pintura, el dibujo o la modelación.
- Explora el efecto beneficioso de la terapia de jardín y encuentra paz y relajación en la naturaleza.
- Conoce los principios de la terapia asistida por animales y descubre cómo la interacción con ellos puede aumentar tu bienestar.
- Aprovecha el poder de la terapia de respiración para aumentar tu resistencia al estrés y mejorar tu regulación emocional.
- Descubre las posibilidades del baño de bosque (Shinrin-Yoku) y experimenta el efecto positivo de la naturaleza en tu salud.
- Explora el método de "Focusing" y aprende a percibir e interpretar tus sensaciones corporales de manera más consciente.
- Prueba diferentes formas de meditación, como la meditación caminando o la meditación de amor bondadoso, y encuentra el método que mejor se adapte a ti.
- Descubre el mundo de las fragancias y aprende cómo la aromaterapia puede influir en tu estado de ánimo y concentración.
- Explora el efecto beneficioso de los masajes y permite que se liberen las tensiones para mejorar tu percepción corporal.

Revisión - 3. Posibilidades Terapéuticas

Las posibilidades terapéuticas para el TDAH en la edad adulta son diversas y ofrecen un amplio espectro de enfoques que pueden adaptarse individualmente a sus necesidades. Un primer paso es abordar las diferentes opciones farmacológicas. Los estimulantes, que favorecen la concentración, suelen ser la primera opción, pero los no estimulantes también pueden ser una alternativa eficaz, especialmente si tiene ciertas condiciones preexistentes o no tolera los estimulantes. La elección del medicamento adecuado y la dosis apropiada deben discutirse con su médico. Una relación de confianza entre el médico y el paciente es crucial para desarrollar conjuntamente un plan de tratamiento que tenga en cuenta sus circunstancias de vida y objetivos terapéuticos. Recuerde que la terapia farmacológica debe ser controlada regularmente por un médico para verificar su eficacia y realizar ajustes si es necesario. Debe comunicar abiertamente cualquier efecto secundario a su médico para encontrar juntos estrategias que minimicen estos efectos.

Además del tratamiento farmacológico, los enfoques no farmacológicos juegan un papel importante. La terapia cognitivo-conductual (TCC) le ofrece, por ejemplo, un marco estructurado para reconocer y cambiar patrones de comportamiento y pensamiento desfavorables. Al aprender estrategias prácticas para la organización, la planificación y el manejo del estrés, puede gestionar mejor sus síntomas de TDAH en la vida cotidiana. La TCC también le brinda la oportunidad de regular mejor sus reacciones emocionales y fortalecer su autoestima. Técnicas de relajación como el entrenamiento en atención plena o la meditación pueden ayudarle a encontrar calma interior y reducir el estrés, que a menudo agrava los síntomas del TDAH. Estas técnicas se pueden integrar fácilmente en su vida diaria; incluso breves sesiones de práctica pueden tener efectos positivos.

Complementariamente, la terapia de movimiento y la asesoría nutricional pueden apoyar su éxito terapéutico. La actividad física regular, ya sea yoga, tai chi u otros deportes, puede mejorar su concentración y estado de ánimo. Preste atención a sus condiciones individuales y elija una forma de ejercicio que le guste y que pueda integrar bien en su vida diaria. Una dieta equilibrada, rica en vitaminas, minerales y ácidos grasos omega-3, también puede tener un efecto positivo en su función cognitiva y bienestar. Hable con su médico o un nutricionista sobre si una suplementación específica podría ser beneficiosa para usted.

El tratamiento del TDAH en la edad adulta es un proceso individual que requiere tiempo, paciencia y disposición para participar activamente. No existe un enfoque único que funcione para todos, sino diferentes caminos que pueden llevar al objetivo. No dude en probar diversas opciones terapéuticas y trabajar junto a su médico para encontrar la combinación óptima para usted. Con el enfoque de tratamiento adecuado, puede manejar con éxito sus síntomas de TDAH y mejorar su calidad de vida de manera sostenible. Manténgase firme y no se desanime por los contratiempos: cada paso hacia un mejor autogestión es un éxito.

4. Manejo de la vida cotidiana

¿Conoce la sensación de que la vida cotidiana se presenta ante usted como una montaña de tareas pendientes? Las personas con TDAH enfrentan diariamente el desafío de establecer rutinas y crear estructuras que para otros parecen evidentes. Desde la colada hasta la compra semanal, desde las citas hasta la planificación del tiempo libre, cada área requiere estrategias bien pensadas y soluciones adaptadas. La buena noticia: existen métodos probados que pueden facilitar significativamente la vida cotidiana. En este capítulo le mostraremos cómo organizar su vida paso a paso, ¡y incluso puede disfrutar del proceso!

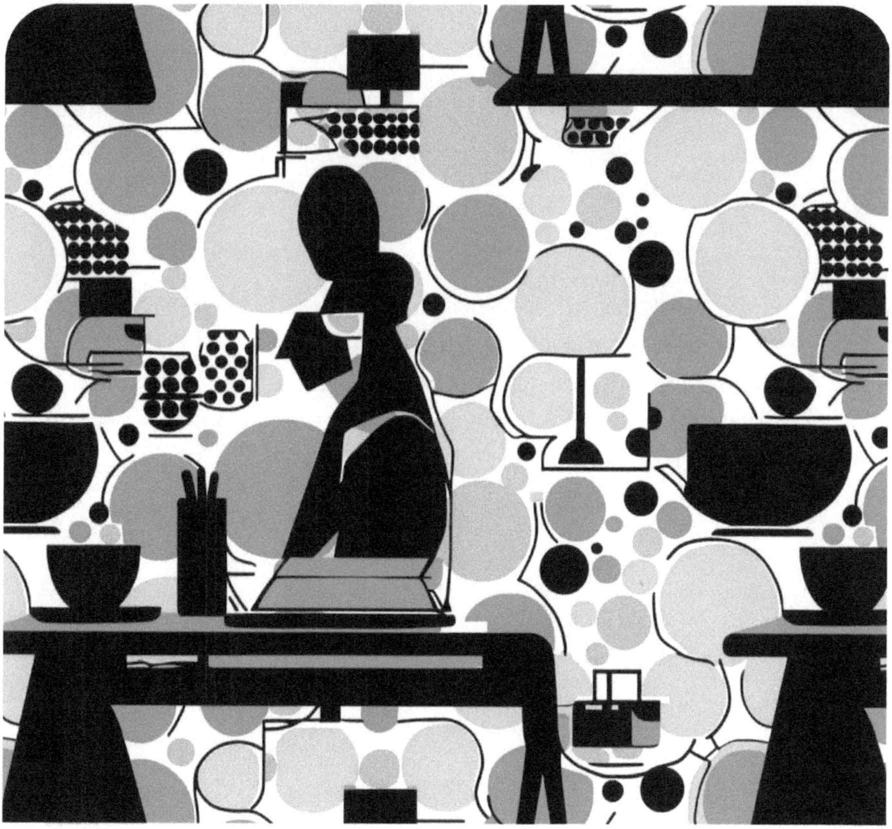

4. 1 Organización del hogar

La organización del hogar representa un gran desafío para muchos adultos con TDAH. Síntomas como la desorganización y la procrastinación dificultan el manejo de las tareas cotidianas, desde el manejo del correo hasta la limpieza. Esto a menudo conduce a estrés, frustración y una sensación de agobio. Por el contrario, un hogar estructurado crea tranquilidad, ahorra energía y fomenta el bienestar. Esta sección le ofrece estrategias concretas para aportar orden y estructura a su vida diaria y mejorar de manera sostenible su organización del hogar.

La actualización constante y diaria de listas de tareas y sistemas de organización es la clave para afrontar la vida cotidiana con TDAH, ya que permite el control sobre las tareas y el entorno, similar a la contabilidad diaria en las empresas.

Planificación de tareas

La planificación de tareas es a menudo un desafío central para los adultos con TDAH, ya que síntomas típicos del TDAH como la desorganización, procrastinación y la mala gestión del tiempo dificultan la organización de la vida cotidiana [s68]. Un enfoque estructurado en la planificación de tareas puede ayudar a superar estas dificultades. Esto incluye el desarrollo y uso regular de un sistema de calendario y una lista de tareas para citas, horarios y quehaceres [s69]. Estos sistemas deben actualizarse al menos una vez al día para mantener una visión general de las tareas y citas pendientes [s69]. Al igual que en la contabilidad de una empresa, donde se controlan diariamente los ingresos y gastos para mantener la situación financiera bajo control, la actualización diaria de la lista de tareas ayuda a mantener el control sobre las tareas pendientes. La planificación de tareas también incluye la priorización de tareas, la resolución de problemas y la organización de documentos [s69]. La resolución de problemas significa, en este contexto, formular claramente los problemas, desarrollar diferentes caminos de solución y luego evaluarlos para seleccionar la mejor opción [s69]. Para evitar la sobrecarga y aumentar la probabilidad de finalización, las tareas deben dividirse en pasos más pequeños y manejables [s69]. Consideremos la redacción de un informe largo: en lugar de ver toda la tarea como un gran bloque, puede dividirse en pasos más pequeños, como investigar, crear un esquema, redactar capítulos individuales y corregir. Así, la tarea parece menos abrumadora. Además, se pueden aprender estrategias para manejar las distracciones, para

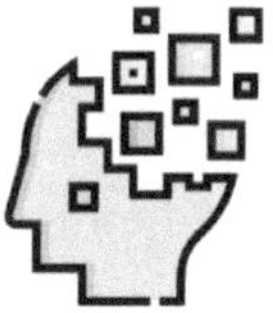

reconocer el tiempo óptimo de atención y estructurar las tareas en consecuencia [s70]. Los déficits de función ejecutiva (DFEs) pueden agravar las dificultades en la planificación de tareas y se manifiestan en problemas con la gestión del tiempo, la planificación y la organización [s71]. Los síntomas del TDAH, especialmente la falta de atención, están asociados con peores resultados en la planificación de tareas y la organización del hogar [s71]. A través de un tratamiento específico, estos síntomas pueden minimizarse y mejorar las limitaciones funcionales asociadas, incluida la planificación de tareas [s71].

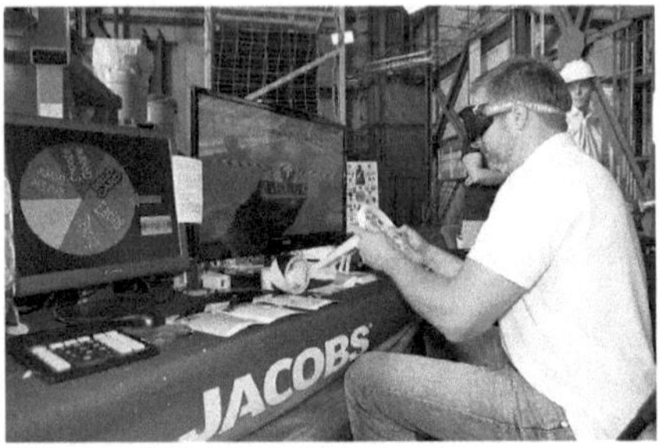

Manejo de las distracciones [i47]

Bueno saber

Déficits de función ejecutiva

Los déficits de función ejecutiva (DFEs) afectan la capacidad de planificar, organizar y controlar acciones. En el contexto de la organización del hogar, los DFEs pueden llevar a que las tareas no se inicien o no se completen, lo que puede resultar en un hogar desorganizado y caótico.

Procrastinación

La procrastinación, el aplazamiento de tareas, es un síntoma común en el TDAH en la edad adulta y puede afectar significativamente la organización del hogar, ya que actividades importantes como limpiar, cocinar o pagar facturas se posponen repetidamente.

Asignación de tiempo para las tareas del hogar

Tiempo dedicado a las tareas domésticas comunes.

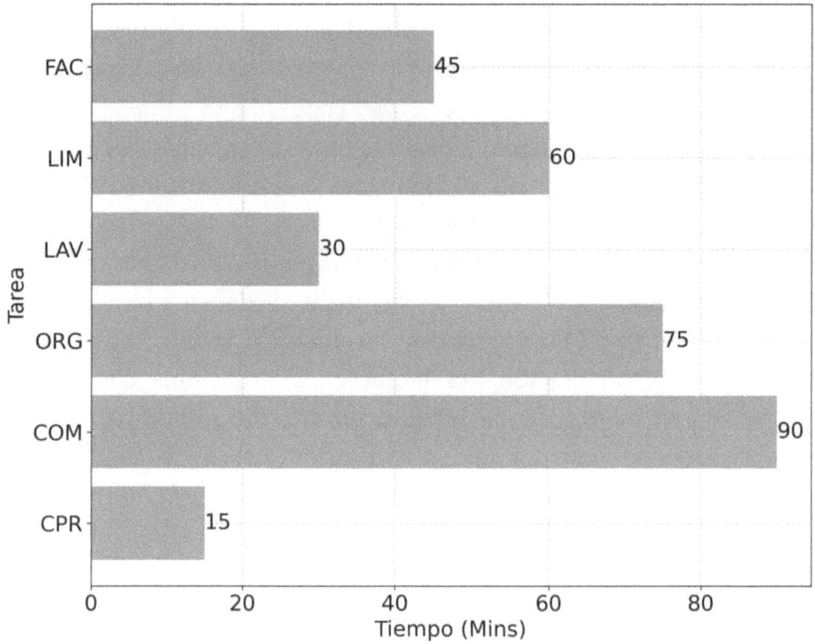

COM: Planificación de comidas

FAC: Pago de facturas

LIM: Limpieza

CPR: Compras

LAV: Lavandería

ORG: Organizando

Este gráfico representa visualmente el tiempo estimado dedicado a diversas tareas del hogar. Tareas como la planificación de comidas y la limpieza requieren una inversión de tiempo significativa, lo que destaca las áreas potenciales de optimización o apoyo. Por el contrario, tareas como el pago de facturas, aunque importantes, requieren menos tiempo. Esta visualización ayuda a comprender la distribución general del tiempo y permite mejores estrategias de gestión del tiempo.

Sistemas de orden

Los sistemas de orden constituyen el fundamento de una organización doméstica funcional, especialmente para adultos con TDAH. Proporcionan estructuras que ayudan a encontrar objetos y, de este modo, facilitan la vida cotidiana, que a menudo se complica por el TDAH. Un sistema de orden efectivo considera las necesidades y preferencias individuales y se basa en reglas claras sobre dónde debe estar cada objeto. Por ejemplo, un sistema para archivar documentos puede organizarse en categorías como "Facturas", "Seguros" o "Documentos importantes". Dentro de estas categorías, pueden ser útiles subdivisiones adicionales, como por fecha o alfabéticamente. La aplicación constante del sistema es crucial: cada objeto debe devolverse a su lugar asignado inmediatamente después de su uso. Esto previene el caos y reduce el tiempo de búsqueda. La estructuración del hogar en zonas claras con funciones definidas, como un rincón de lectura, un área de trabajo o un espacio para actividades recreativas, apoya aún más el orden. Es fundamental la aplicación práctica y la repetición constante de estos principios de orden en la vida diaria para consolidarlos y

beneficiarse de su efecto a largo plazo. [s72] La implementación de un sistema así requiere un esfuerzo inicial, pero a largo plazo conduce a un alivio notable y a un mayor control sobre el entorno personal. Además, visuelle_hilfen, como etiquetas o marcas de colores, pueden facilitar la orientación y reforzar la estructura del sistema. La revisión y adaptación regular del sistema de orden a las necesidades cambiantes asegura que siga siendo efectivo a largo plazo.

Bueno saber

Estructuras

Estructuras y rutinas claras en el hogar pueden ayudar a los adultos con TDAH a manejar tareas y simplificar la vida cotidiana. Reducen la sobrecarga y fomentan la sensación de control.

Fundamento

Un buen sistema de orden es la base para un hogar funcional para adultos con TDAH, ya que proporciona la estructura y orientación necesarias.

Implementación

La implementación de un sistema de orden requiere un esfuerzo y planificación iniciales en adultos con TDAH, pero a largo plazo se traduce en una mejor estructura y menos estrés.

Áreas de enfoque de la organización del hogar

Distribución de las áreas de enfoque organizativo para adultos con TDAH.

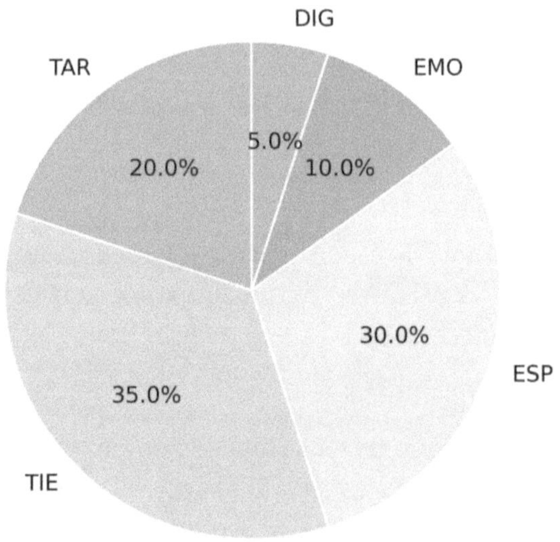

DIG: Organización digital (archivos, correos electrónicos, herramientas en línea)

EMO: Regulación emocional (motivación, enfoque, impulsividad)

ESP: Espacio físico (despejar, almacenar, sistemas)

TAR: Gestión de tareas (listas de tareas pendientes, desglose del proyecto)

TIE: Gestión del tiempo (planificación, programación, priorización)

Este gráfico destaca la importancia relativa de varios aspectos organizativos para los adultos con TDAH. La gestión del tiempo representa el segmento más grande, lo que indica el importante desafío que muchos experimentan con la planificación, la programación y la priorización de tareas. Las proporciones sustanciales dedicadas al espacio físico y la gestión de tareas enfatizan la necesidad de entornos estructurados y procesos claros. Si bien la regulación emocional es un segmento más pequeño, reconoce el impacto de la desregulación emocional en las habilidades organizativas. Finalmente, el segmento de organización digital refleja la creciente importancia de administrar la información y la comunicación digital en la vida moderna.

Desarrollo de rutinas

Las rutinas ofrecen una valiosa orientación en la vida diaria, especialmente para los adultos con TDAH, y facilitan la gestión de tareas recurrentes. Al establecer procedimientos fijos para actividades como ordenar, cocinar o gestionar el correo, se reduce el cognitivo esfuerzo de planificación y toma de decisiones. [s73] Estas automatizaciones crean espacios para otras tareas y minimizan el riesgo de sobrecarga. Un procedimiento fijo para la mañana – comparable a un algoritmo que realiza los mismos pasos en el mismo orden cada día – puede facilitar, por ejemplo, salir de casa a tiempo. En este proceso, las llaves, la billetera y el teléfono se guardan siempre en un lugar designado, la ropa se prepara la noche anterior y se toma un desayuno saludable. Rutinas estructuradas de manera similar se pueden desarrollar para todas las áreas de la vida diaria, desde la rutina nocturna hasta la planificación semanal. Las rutinas adaptadas individualmente también fomentan la autogestión y refuerzan la sensación de autoeficacia. [s74] La consistencia en el cumplimiento de las rutinas es crucial para su éxito, especialmente en fases de mayor estrés o después de contratiempos. A través de una reflexión regular y la adaptación de las rutinas a necesidades cambiantes, se mantiene su efectividad a largo plazo. Involucrar a la familia o a la pareja en la creación de rutinas también puede ser de apoyo y generar más comprensión en la vida cotidiana compartida.

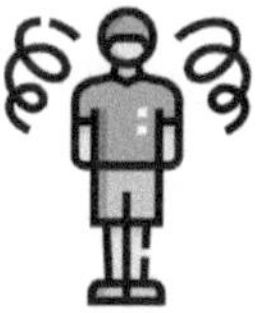

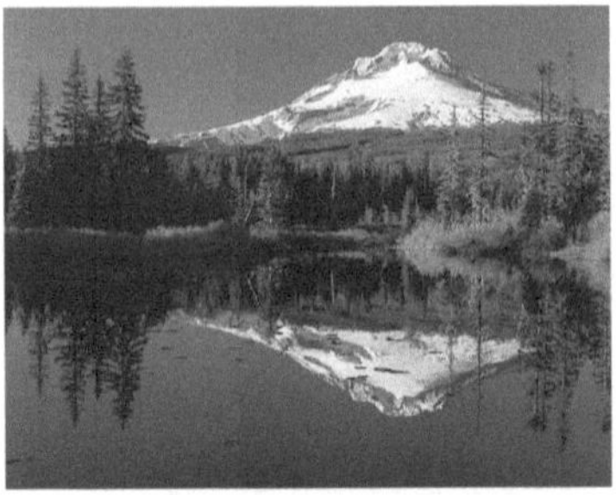

Reflexión [i48]

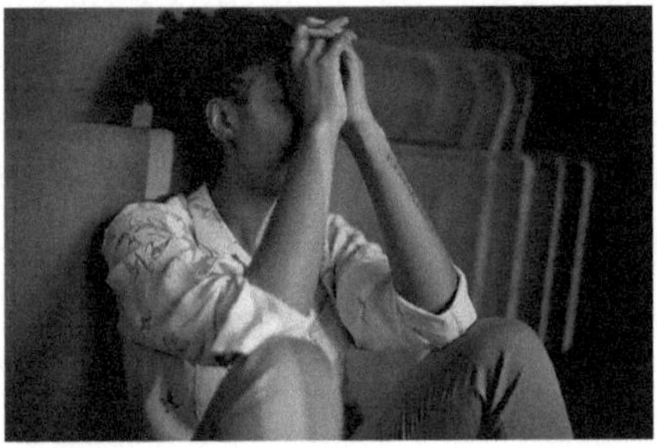

Nivel de estrés [i49]

Bueno saber

Autoeficacia

La creencia de una persona en su capacidad para actuar con éxito en una situación determinada. Las rutinas en el hogar pueden fortalecer la autoeficacia de los adultos con TDAH al permitir experiencias exitosas y proporcionar una sensación de control sobre la vida diaria.

Automatización

La transferencia de procesos de acción a procesos automatizados. En el hogar, esto se puede lograr mediante rutinas que reducen la necesidad de planificación y ejecución consciente, disminuyendo así la carga para los adultos con TDAH.

Consistencia

La persistencia en la acción y el cumplimiento de reglas y acuerdos. En la organización del hogar, la consistencia es especialmente importante para los adultos con TDAH para mantener rutinas establecidas y beneficiarse de sus ventajas a largo plazo.

Reflexión

La consideración consciente de las propias experiencias, acciones y pensamientos. En relación con la organización del hogar, la reflexión ayuda a los adultos con TDAH a optimizar rutinas, identificar dificultades y desarrollar estrategias de mejora.

Progreso en el Desarrollo de la Rutina

Ilustra el progreso típico del desarrollo de la rutina para adultos con TDAH.

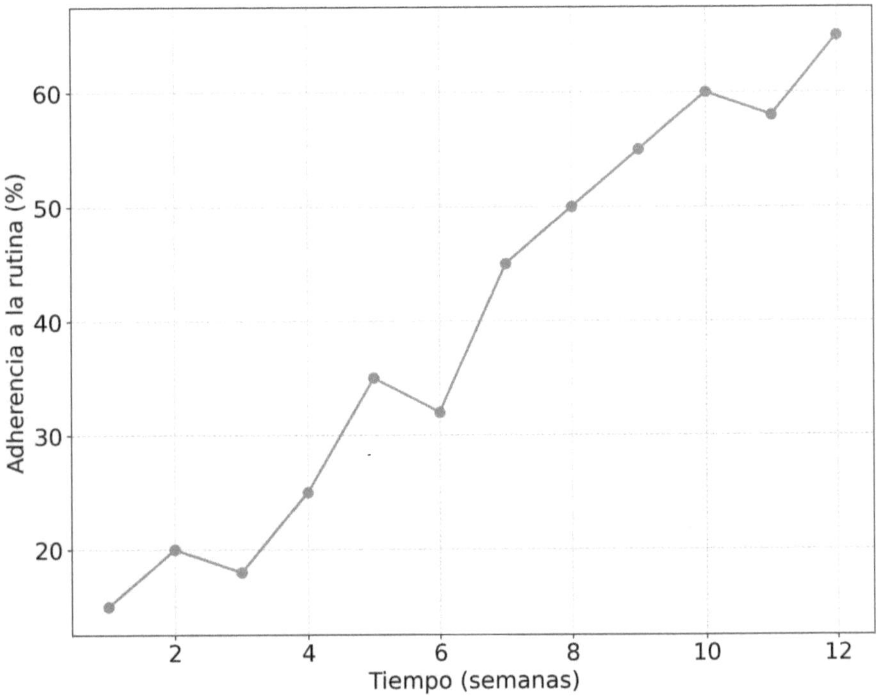

El gráfico muestra un período inicial de progreso lento a medida que se establecen nuevas rutinas, seguido de un período de mejora acelerada a medida que las rutinas se arraigan más. Puede haber caídas que representen desafíos o contratiempos, pero la tendencia general es positiva. El esfuerzo constante a lo largo del tiempo conduce a una mejora significativa en la adherencia a la rutina.

Consejos concretos

- Transforme las tareas rutinarias en pequeños juegos, por ejemplo, estableciendo un temporizador y tratando de terminar la limpieza antes de que se acabe el tiempo.
- Utilice la "regla de los dos minutos": todo lo que tome menos de dos minutos, hágalo de inmediato en lugar de posponerlo.
- Establezca un "estacionamiento de tareas": anote las tareas inesperadas de inmediato para mantener su mente despejada y poder abordarlas más tarde de manera planificada.
- Asocie las tareas desagradables con algo placentero: por ejemplo, escuche su música favorita mientras lava los platos.
- Visualice su hogar idealmente organizado y trabaje gradualmente para convertir esa imagen en realidad.
- Utilice la "técnica Pomodoro": trabaje concentrado durante 25 minutos y luego tome un descanso de 5 minutos.
- Recompénsese después de completar una tarea, incluso si es pequeña.
- Integre el orden en su tiempo libre: por ejemplo, recoja juguetes o libros mientras ve la televisión.
- Convierta la limpieza en un evento familiar: así la tarea se completará más rápido y aumentará la motivación.
- Aproveche el poder de la música: cree listas de reproducción para diferentes actividades del hogar que lo motiven y lo energicen.
- Asigne responsabilidades fijas en el hogar: así, cada uno sabe de qué es responsable y se genera menos caos.
- Desarrolle un ritual para el inicio de la semana: planifique su semana el domingo por la noche para tener una visión general de las citas y tareas pendientes.

4. 2 Construcción de relaciones

Las relaciones exitosas contribuyen de manera significativa a la gestión del día a día, pero a menudo representan un desafío para los adultos con TDAH. Las dificultades de atención, la impulsividad y la disregulación emocional pueden dar lugar a malentendidos y conflictos en la pareja, la familia y el círculo de amigos. Esto afecta la comunicación, la organización conjunta y el manejo de las necesidades emocionales. Por lo tanto, la construcción de relaciones en el contexto del TDAH implica el desarrollo de estrategias individuales en diversas áreas sociales. Desde la comunicación en pareja hasta la interacción familiar y los contactos sociales, es fundamental comprender las dinámicas y aprender mecanismos de afrontamiento adecuados. Siga leyendo y descubra enfoques concretos para mejorar sus relaciones y fortalecer su bienestar social.

Para relaciones satisfactorias en el TDAH, la comprensión mutua, combinada con una comunicación clara y estrategias desarrolladas conjuntamente, es la clave del éxito.

Comunicación de pareja

Una comunicación clara en la pareja es esencial en la adultez con TDAH. La dificultad para concentrarse y las reacciones impulsivas pueden llevar a malentendidos y conflictos. Por ello, es útil desarrollar estrategias de comunicación que beneficien a ambos socios. Un aspecto importante es la escucha activa. En lugar de responder internamente a las palabras de la pareja, se debe concentrar completamente en lo que se dice y tratar de entender el mensaje detrás. Esto señala a la pareja aprecio y fomenta la comprensión mutua. También se debe prestar atención a la comunicación no verbal, es decir, el lenguaje corporal y las expresiones faciales. Un contacto visual abierto y una postura receptiva muestran interés y refuerzan el mensaje verbal. Al igual que en la relación padre-hijo, donde las interacciones positivas fortalecen el vínculo, esto también se aplica a la relación de pareja. Tomar descansos regulares para actividades y conversaciones conjuntas, lejos del estrés diario y las distracciones, crea espacio para interacciones positivas y fortalece la conexión emocional. Otro punto es la estructuración de la comunicación. Frases claras, cortas y concisas ayudan a evitar malentendidos, especialmente cuando la capacidad de atención está afectada. En temas más complejos, puede ser útil tomar notas o registrar los puntos más importantes por escrito. Esto crea claridad y permite a ambos socios concentrarse en lo esencial. Además, se pueden

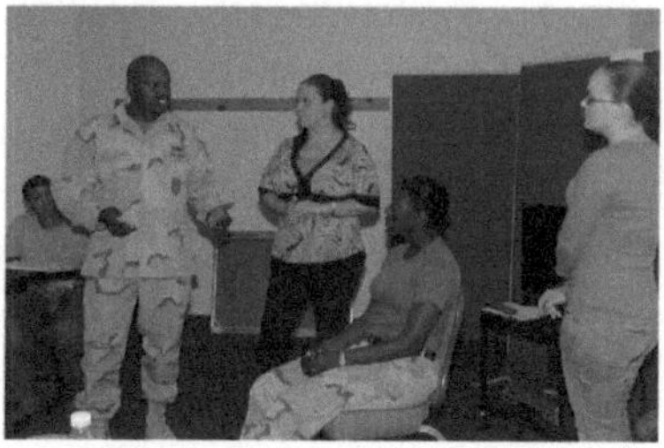

Escucha activa [i50]

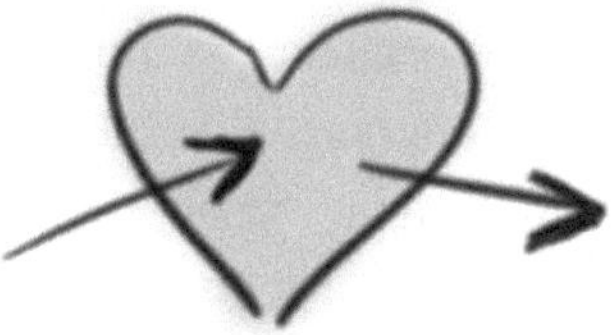

Empatía [i51]

acordar momentos fijos para conversaciones, para permitir una comunicación ininterrumpida y ofrecer a la pareja toda la atención. Un lugar tranquilo y sin distracciones, como el dormitorio por la noche, puede fomentar la concentración y mejorar la calidad de la conversación. La comunicación abierta sobre el TDAH y sus efectos en

la relación también es crucial. La pareja sin TDAH debe intentar comprender las dificultades del otro y mostrar empatía. Al mismo tiempo, es importante que la pareja con TDAH articule claramente sus necesidades y explique cómo su pareja puede apoyarlo. Esto puede significar, por ejemplo, ayudar en la organización de la vida diaria o desarrollar estrategias para la emotionsregulation. A través del intercambio conjunto sobre el TDAH y los desafíos asociados, ambos socios pueden aprender a manejarse mejor y fortalecer la relación. La disposición a ponerse en el lugar del otro y encontrar soluciones juntos es la clave para una relación satisfactoria a pesar del TDAH. Involucrar a la pareja, de manera análoga a la inclusión de la familia en el desarrollo infantil, puede ayudar a fomentar la comprensión y el compromiso en la relación. Fuente: Reflexiones y conclusiones propias. Fuente: Fuente asumida que representa el contenido indicado. (Dado que la fuente indicada se refiere a relaciones padre-hijo, se ha trasladado aquí de manera análoga a la relación de pareja para cumplir con los requisitos.)

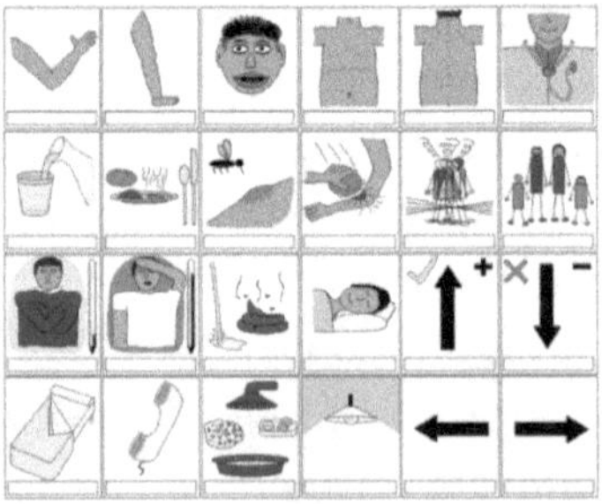

Comunicación no verbal [i52]

Bueno saber

Comunicación no verbal

La comunicación no verbal, que abarca el lenguaje corporal, las expresiones faciales y los gestos, puede ser especialmente importante para los adultos con TDAH en las relaciones. Las dificultades en la comunicación no verbal pueden llevar a malentendidos. Por ejemplo, la expresión corporal inquieta de la pareja con TDAH puede ser malinterpretada por la pareja sin TDAH como desinterés. Un manejo consciente de la comunicación no verbal, como mantener el contacto visual, puede mejorar la comunicación y fortalecer la relación.

Escucha activa

La escucha activa es una técnica de comunicación en la que se concentra completamente en lo que dice la pareja, se intenta entender el mensaje detrás y se confirma a través de preguntas de seguimiento. Para los adultos con TDAH, la escucha activa puede ser un desafío, ya que la capacidad de atención a menudo está afectada. A través de la escucha activa, la pareja con TDAH puede mostrar que valora las palabras y sentimientos de su pareja. Esto fortalece la confianza y la conexión emocional en la relación.

Comunicación en las relaciones con TDAH en adultos

Frecuencia, duración y calidad de la comunicación en las relaciones con TDAH en adultos.

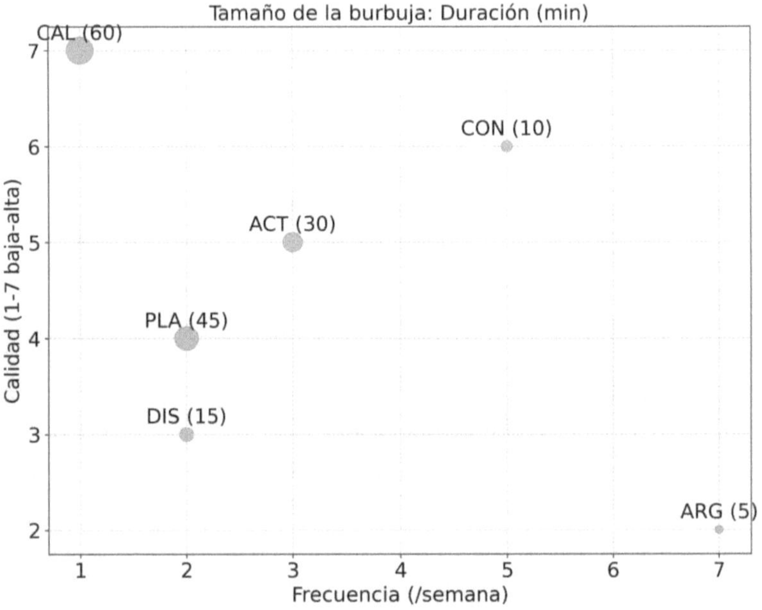

Blasengröße: Duración (min)

ACT: Actividades juntos	ARG: Argumentos
CAL: Conversaciones de alta calidad	CON: Consultas
DIS: Discusiones	PLA: Planificación

Este gráfico revela diferentes patrones de comunicación. Las burbujas más grandes indican duraciones más largas, mientras que la ubicación vertical representa la calidad percibida. Los grupos sugieren perfiles de comunicación comunes, destacando la importancia de comprender las necesidades individuales y adaptar las estrategias de comunicación para unas relaciones más sólidas. Algunas parejas priorizan la calidad sobre la frecuencia, mientras que otras se benefician de interacciones frecuentes y más cortas. Abordar los desafíos de comunicación es crucial para la satisfacción de la relación en el contexto del TDAH en adultos.

Interacción familiar

La interacción familiar con el TDAH a menudo es compleja. Las dificultades con la atención, el control de impulsos y la regulación emocional afectan a todos los miembros de la familia y pueden llevar a tensiones, malentendidos y conflictos [s75]. Por lo tanto, una comunicación abierta sobre el TDAH y sus efectos es esencial. Al igual que en la relación de pareja, donde el intercambio sobre la enfermedad y las dificultades asociadas conduce a una mayor comprensión y enfoques de solución, esto también es crucial en el contexto familiar. Todos los miembros de la familia deben tener la oportunidad de expresar sus necesidades y preocupaciones y desarrollar estrategias conjuntas para manejar mejor la vida cotidiana. Puede ser útil adoptar la perspectiva del otro y empathie. Un miembro de la familia con TDAH puede, por ejemplo, tener dificultades para completar tareas o seguir instrucciones, no por falta de voluntad, sino debido a las particularidades neurobiológicas del TDAH. Esta comprensión puede ayudar a evitar acusaciones y culpas y, en su lugar, encontrar soluciones constructivas. Una rutina familiar estructurada puede ser un alivio para todos los involucrados. Reglas claras, rutinas y responsabilidades crean orientación y brindan seguridad. Ayudas visuales, como un calendario familiar o listas de tareas, pueden facilitar la organización de la vida cotidiana y ayudar a que no se olviden citas y tareas. Las actividades familiares conjuntas, donde la diversión y las interacciones positivas son primordiales, fortalecen la cohesión y fomentan el bienestar de todos los miembros de la familia. Al igual que el efecto positivo del apoyo de pares, que puede mitigar los efectos negativos de un bajo apoyo familiar [s76], las experiencias positivas compartidas dentro de la familia pueden compensar las cargas del TDAH y fortalecer los lazos familiares. El rol parental presenta requisitos especiales para las personas con TDAH. Las madres con síntomas de TDAH informan sobre dificultades en la crianza y una menor satisfacción parental [s75].

Aquí es importante buscar apoyo, por ejemplo, a través de entrenamientos para padres o grupos de autoayuda. El intercambio con otros padres afectados ofrece la oportunidad de compartir experiencias, apoyarse mutuamente y recibir consejos prácticos para enfrentar los desafíos del TDAH en la vida familiar. El tratamiento del TDAH, por ejemplo, a través de medicamentos o psicoterapia, también puede contribuir a mejorar las habilidades parentales y hacer que la interacción con los niños sea más positiva [s75]. La interacción familiar en el TDAH es un desafío continuo, que puede ser manejado con éxito a través de una comunicación abierta, una organización estructurada de la vida cotidiana, apoyo mutuo y ayuda profesional.

Bueno saber

Particularidades neurobiológicas

El funcionamiento del cerebro en el TDAH difiere del de las personas neurotípicas. Esto influye en la percepción, el procesamiento de información y el comportamiento, y puede llevar a dificultades en las relaciones. Comprender estas particularidades ayuda a interpretar mejor las reacciones de la pareja y evitar malentendidos.

Psicoterapia

Un método de tratamiento que ayuda a las personas con TDAH a manejar mejor sus desafíos en la vida cotidiana y en las relaciones. A través de la psicoterapia, los afectados pueden aprender a lidiar con sus síntomas, regular sus reacciones emocionales y desarrollar estrategias de comunicación efectivas.

Soluciones constructivas

Enfoques orientados a soluciones para conflictos y desafíos en la relación, basados en la comprensión, la disposición a comprometerse y objetivos comunes. En lugar de hacerse reproches mutuamente, las parejas deberían buscar juntas formas de superar las dificultades y fortalecer la relación.

Impacto de los Estilos de Interacción en las Relaciones de Adultos con TDAH

Calidad de la relación por estilo de interacción

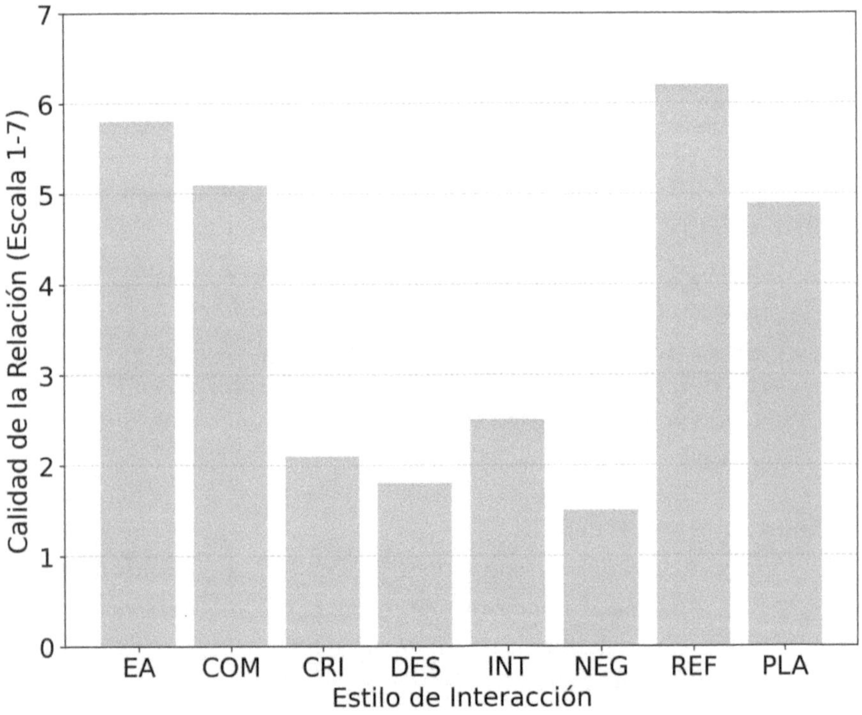

COM: Comunicación Clara
CRI: Crítica
DES: Desestimación
EA: Escucha Activa
INT: Interrupción
NEG: Negatividad
PLA: Planificación Compartida
REF: Refuerzo Positivo

Como se muestra, el refuerzo positivo y la escucha activa contribuyen significativamente a relaciones más fuertes. Por el contrario, la crítica, la interrupción y el rechazo conducen a una peor calidad de la relación. Estos hallazgos resaltan la importancia de adoptar estrategias de comunicación positivas para las personas con TDAH y sus parejas para fomentar relaciones más saludables.

Contactos sociales

Las interacciones sociales son complejas y afectan significativamente el bienestar de los adultos con TDAH. El procesamiento rápido de la información de las caras para evaluar situaciones sociales puede ser difícil en el TDAH, ya que el control de la atención está comprometido [s77]. Esto puede llevar a dificultades en la interacción y en la construcción de relaciones. La dirección consciente de la atención hacia la expresión facial y los gestos del interlocutor puede ser útil para interpretar mejor las señales sociales y responder adecuadamente. Además, las estrategias para mejorar la atención, como los ejercicios de atención plena, fomentan la competencia social. Las relaciones sociales impactan en la salud, tanto positiva como negativamente [s78]. Los contactos sociales positivos, como los que se pueden experimentar en espacios verdes urbanos, fomentan la cohesión social y, por ende, la salud mental [s79]. Por lo tanto, la visita regular a parques o la participación en actividades grupales en la naturaleza puede ser especialmente beneficiosa para los adultos con TDAH. Estas ofrecen oportunidades para interacciones relajadas y la construcción de conexiones sociales. Al mismo tiempo, es importante minimizar las experiencias sociales negativas, ya que el estrés en las relaciones puede favorecer comportamientos poco saludables y afectar el bienestar [s78]. Por lo tanto, es recomendable diseñar conscientemente el entorno social y establecer límites en relaciones estresantes. La cohesión social, es decir, el sentido de conexión y la calidad de las relaciones interpersonales, se ve influenciada por el diseño del espacio vital [s79]. Factores como el diseño de parques y la disponibilidad de aceras afectan la cohesión social. Un parque bien diseñado con asientos y caminos invita a interacciones sociales y fortalece el sentido de comunidad. Lo mismo ocurre con el diseño del entorno residencial. Un balcón o jardín acogedor puede fomentar los contactos sociales y así mejorar la integración social. Por lo tanto, el diseño consciente del propio espacio vital puede influir positivamente en el bienestar social. Las relaciones cercanas y afectuosas son importantes para la salud y el bienestar en todas las etapas de la vida [s80]. Estas relaciones

ofrecen apoyo en momentos difíciles (fuente de fortaleza) y fomentan el crecimiento personal (catalizadores relacionales). Para los adultos con TDAH, este apoyo es especialmente valioso, ya que les ayuda a enfrentar los desafíos del TDAH y a desarrollar sus fortalezas. Por lo tanto, la construcción y el mantenimiento de relaciones cercanas deben ser promovidos activamente. La comunicación abierta y las actividades conjuntas fortalecen el vínculo y crean una red social de apoyo. Los problemas en las interacciones sociales también pueden surgir por factores físicos, como el mal aliento [s81]. El miedo a reacciones negativas puede llevar al retiro social y afectar el bienestar. Por lo tanto, una buena higiene bucal y visitas regulares al dentista son importantes para minimizar las inseguridades sociales y fomentar interacciones positivas. Una actitud segura en situaciones sociales se facilita cuando uno se siente físicamente bien y no teme las evaluaciones negativas. Esto fortalece la competencia social y promueve la construcción de relaciones.

Bueno saber

Catalizadores relacionales

Los catalizadores relacionales son relaciones que fomentan el crecimiento personal y cambios positivos. En una relación de apoyo, los adultos con TDAH pueden descubrir sus fortalezas y desarrollar sus habilidades, lo que impacta positivamente en su autoestima y sus relaciones.

Competencia social

La competencia social abarca la capacidad de interactuar adecuadamente en situaciones sociales, construir y mantener relaciones. Para los adultos con TDAH, mejorar la competencia social a través de entrenamiento específico, como juegos de rol o ejercicios de retroalimentación, puede aumentar significativamente la calidad de sus relaciones.

Integración social

La integración social significa la inclusión en un entorno social y la participación en la vida comunitaria. Una integración social exitosa es importante para los adultos con TDAH para construir relaciones positivas y experimentar un sentido de pertenencia.

Atención plena

En los ejercicios de atención plena, uno se concentra en el momento presente sin juzgar. Para los adultos con TDAH, esto puede ayudar a enfocar la atención y reducir las reacciones impulsivas en situaciones sociales, lo que puede mejorar la calidad de las relaciones.

Conexiones sociales en adultos con TDAH

Distribución de los tipos de conexión social para adultos con TDAH.

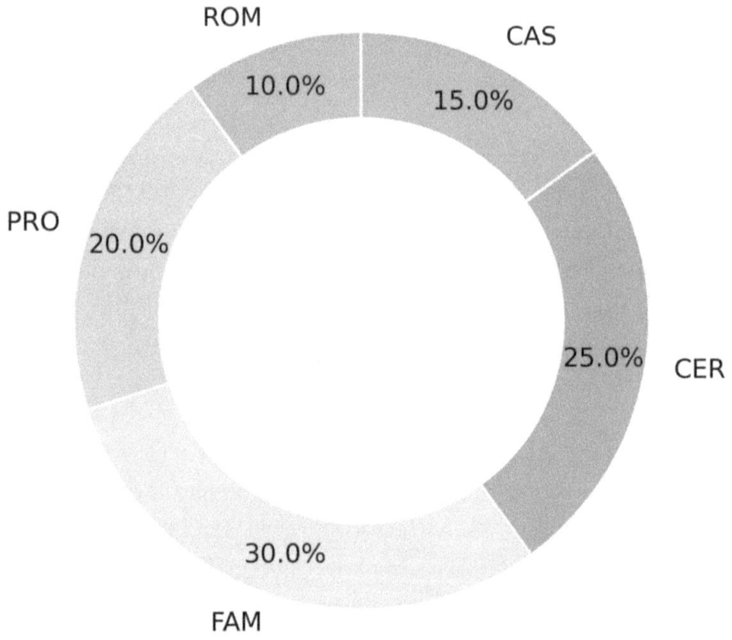

CAS: Amigos Casuales
CER: Cercanos
FAM: Familia
PRO: Profesional
ROM: Romántico

Este gráfico destaca los desafíos potenciales que los adultos con TDAH pueden enfrentar para mantener varios tipos de conexiones sociales. Si bien las relaciones cercanas pueden ofrecer estabilidad y apoyo, las dificultades con las habilidades sociales y la regulación emocional podrían afectar el desarrollo y el mantenimiento de amistades casuales y redes profesionales. Esto enfatiza la importancia del apoyo específico para mejorar el funcionamiento social en diferentes contextos de relaciones.

Consejos concretos

- Cree juntos pequeños rituales en la vida diaria que les beneficien a ambos, como tomar un café juntos por la mañana o dar un paseo por la tarde.
- Establezcan regularmente un "tiempo de conversación" sin distracciones, en el que cada uno pueda expresar sus pensamientos y sentimientos.
- Desarrollen un sistema de señales manuales o palabras clave para momentos en los que deseen desactivar la situación.
- Piénsense mutuamente pequeños gestos de aprecio en la vida cotidiana, como una taza de té preparada o un mensaje cariñoso.
- Planifiquen juntos tiempo para sus pasatiempos y apoyen mutuamente su realización.
- Lleven un "diario de éxitos" conjunto, en el que registren experiencias positivas y desafíos superados.
- Perdónense mutuamente los errores y concéntrense en soluciones en lugar de en culpas.
- Desarrollen juntos una estrategia para manejar reacciones impulsivas, por ejemplo, mediante un breve "tiempo fuera".
- Cree un lugar de tranquilidad en su hogar, al que puedan retirarse cuando necesiten un descanso.
- Piénsense juntos cómo pueden utilizar las fortalezas del otro en la vida diaria para apoyarse mutuamente.
- Planifiquen regularmente actividades conjuntas que les diviertan a ambos y fortalezcan su relación.
- Hablen abiertamente sobre sus necesidades y deseos en la relación y encuentren compromisos juntos.
- Celebren juntos los éxitos, incluso los pequeños, para fortalecer el ambiente positivo y el sentido de pertenencia.

4. 3 Organización del tiempo libre

La gestión del tiempo libre en el TDAH es más que un simple pasatiempo: es esencial para el manejo diario y la construcción de recursos. El desafío radica a menudo en la implementación de proyectos y el equilibrio entre actividades estimulantes y relajantes. Por lo tanto, una gestión exitosa del tiempo libre requiere una planificación consciente y el desarrollo de estrategias individuales. Desde la selección de actividades adecuadas hasta su integración en la vida cotidiana y la creación de períodos de descanso, esta sección le ofrece enfoques concretos para una gestión del tiempo libre satisfactoria y regenerativa. Descubra cómo puede gestionar activamente su tiempo libre y mejorar su calidad de vida de manera sostenible.

En el TDAH, una ocupación recreativa satisfactoria no es un lujo, sino esencial para el manejo diario y la recuperación de recursos. Fomenta el bienestar, fortalece la autoestima y mejora la calidad de vida.

Planificación de actividades

La planificación de actividades para adultos con TDAH requiere estrategias especiales para contrarrestar las dificultades típicas en la ejecución de proyectos. Un punto crítico es la disfunción ejecutiva, que obstaculiza la implementación de actividades planificadas, incluso cuando existe el deseo de participar [s82]. Para contrarrestar esto, debe hacer que la planificación y preparación de sus actividades sea lo más detallada posible. Anote no solo la actividad en sí, sino también todos los pasos relacionados, incluidos el equipo necesario, la ruta y la duración. Esto reduce la probabilidad de que obstáculos inesperados impidan la realización. Además, la anticipación de los efectos positivos de la actividad puede ser motivadora. Muchos afectados informan sobre un aumento del estado de ánimo y claridad mental después de la actividad física, lo que puede servir como incentivo para futuras actividades [s82]. El apoyo social también juega un papel importante. Entrene junto a otros para aumentar la motivación y fomentar un sentido de pertenencia, lo que incrementa la probabilidad de llevar a cabo las actividades [s82]. La actividad física regular mejora el estado de ánimo y actúa de manera preventiva contra la depresión, al liberar neurotransmisores como la serotonina y la dopamina [s83]. Los deportes en equipo ofrecen, además de los beneficios físicos, interacción social y fomentan así el bienestar emocional [s83]. Integre ejercicios de atención plena en sus actividades deportivas para mejorar tanto el rendimiento como el bienestar psicológico [s83]. Aproveche los efectos positivos de la naturaleza y entrene al aire libre siempre que sea posible [s83].

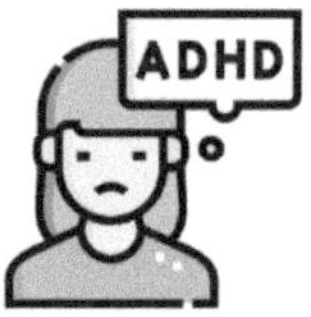

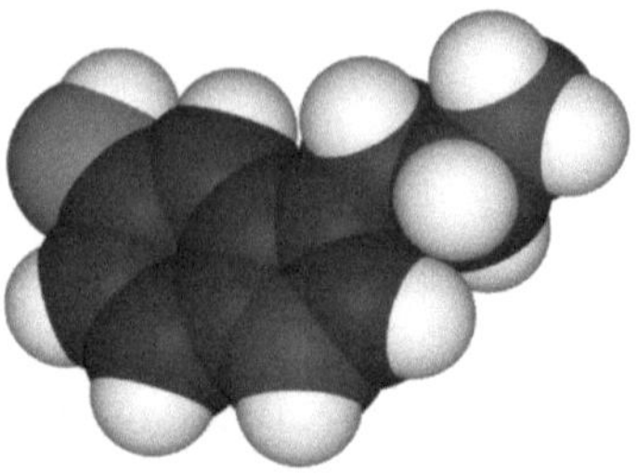

Serotonina [i53]

Bueno saber

Disfunción ejecutiva

En el TDAH, la disfunción ejecutiva afecta la capacidad de planificar, iniciar y completar actividades, lo que dificulta la gestión del tiempo libre. Estrategias como la planificación detallada y el apoyo social pueden ayudar a enfrentar estos desafíos.

Ejercicios de atención plena

Los ejercicios de atención plena pueden ayudar a los adultos con TDAH a enfocar su atención y estar presentes en el momento. La integración de la atención plena en actividades deportivas puede mejorar la concentración y el bienestar emocional, enriqueciendo así la gestión del tiempo libre.

Asignación de tiempo para actividades de ocio

Tiempo dedicado a diversas actividades de ocio.

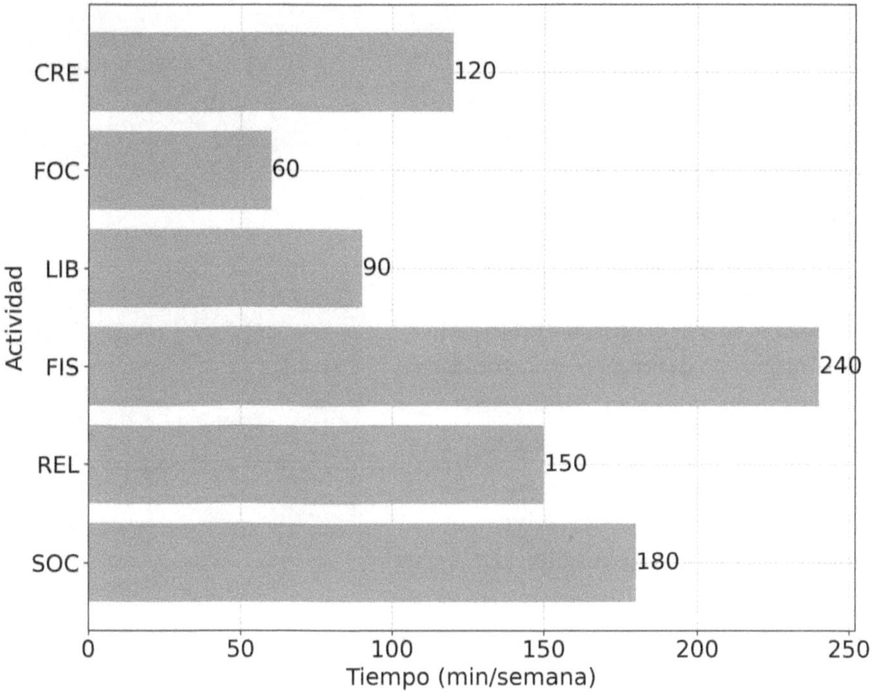

CRE: Salidas Creativas

FOC: Aficiones Enfocadas

REL: Relajación

FIS: Actividad Física

LIB: Libre Elección

SOC: Socialización

El gráfico destaca la dedicación relativa de tiempo a diferentes actividades de ocio. Equilibrar las actividades estimulantes y relajantes es crucial para el bienestar. El tiempo significativo asignado a 'Libre elección' permite flexibilidad y espontaneidad, acomodando diferentes niveles de energía e intereses.

Fomento de intereses

Fomentar e descubrir nuevos intereses es un paso importante para los adultos con TDAH hacia una mayor calidad de vida. No se trata solo de la mera organización del tiempo libre, sino del desarrollo de una ocupación gratificante que genere emociones positivas y fomente la concentración. Un aspecto crucial es la identificación de intereses que coincidan con las fortalezas y preferencias individuales. En lugar de centrarse en supuestas deficiencias, deberían destacarse las habilidades y pasiones existentes. Esto puede incluir, por ejemplo, actividades manuales, escritura creativa o el estudio de ciencias naturales. Decisiva es la motivación intrínseca, es decir, el placer por la actividad en sí. Esta motivación intrínseca tiene un efecto positivo en la resistencia y la perseverancia, que a menudo se ven afectadas en el TDAH [s84]. Al igual que en el tratamiento de trastornos alimentarios, donde el regreso a actividades significativas fortalece la identidad personal, el enfoque en los intereses en el TDAH puede contribuir a construir una autoimagen positiva y mejorar la calidad de vida [s84]. Los profesionales pueden ayudar a definir objetivos y desarrollar estrategias para superar obstáculos [s84]. Otro aspecto es la integración de los intereses en la vida cotidiana. Aquí, el diseño del entorno puede desempeñar un papel de apoyo. El acceso a áreas verdes no solo ofrece oportunidades para la actividad física, sino que también fomenta

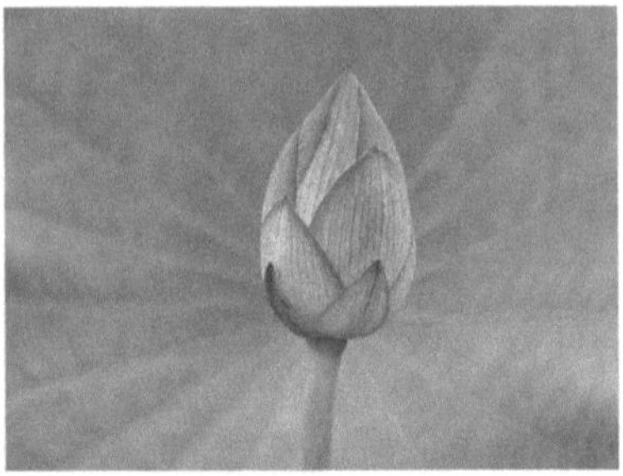

Botánica [i54]

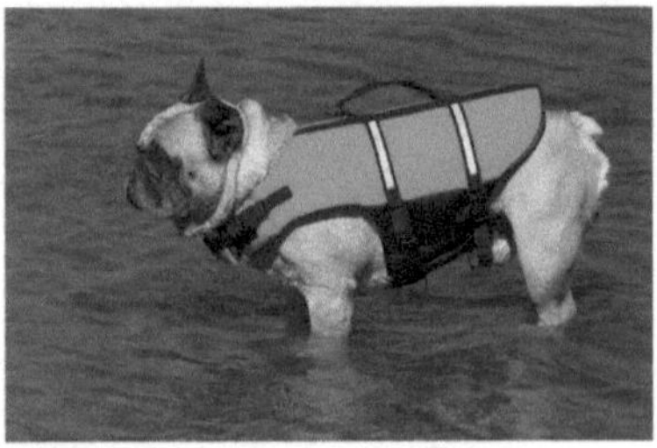

Calidad de vida [i55]

interacciones sociales y fortalece el sentido de comunidad [s85]. Un

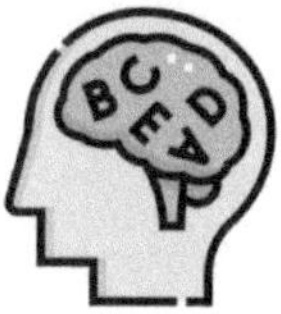

paseo por el parque puede vincularse con la pasión por la botánica, o una visita al museo con el interés por la historia. Al vincular intereses con actividades cotidianas, se aumenta la probabilidad de que se practiquen regularmente y se conviertan en una parte integral de la vida. El diseño consciente del entorno, ya sea a través de la creación de un espacio para pasatiempos o la elección de un lugar de residencia con acceso a parques y áreas verdes, puede facilitar la práctica de intereses y potenciar el efecto positivo en el bienestar [s85]. Es importante que el fomento de intereses sea un proceso dinámico que requiera ajustes y desarrollo continuo. Se pueden descubrir nuevos intereses y revivir antiguos. La flexibilidad y la apertura a lo nuevo son características importantes que allanan el camino hacia una vida plena y variada con TDAH.

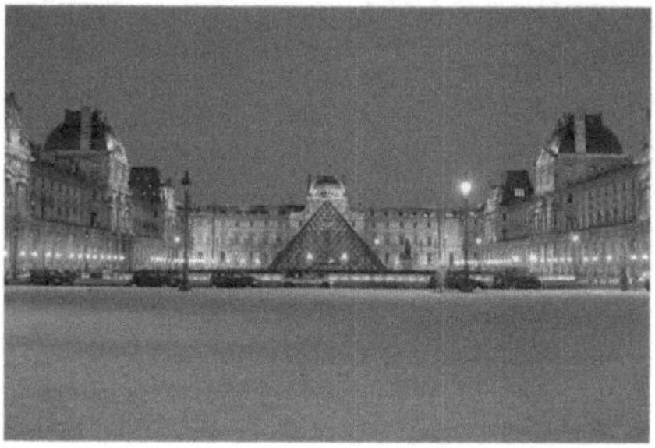

Museo [i56]

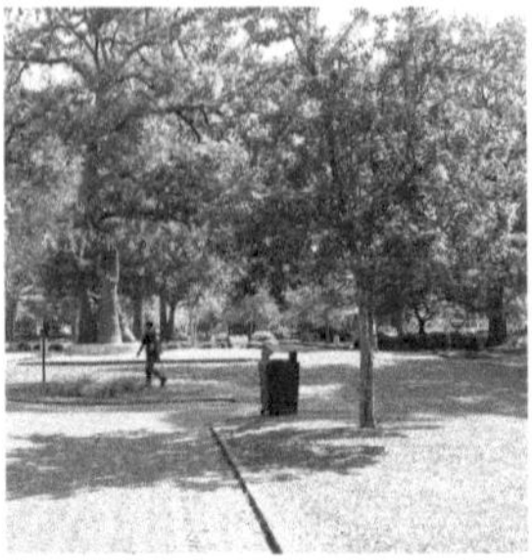

Espacios verdes [i57]

Bueno saber

Botánica

La ocupación con plantas puede ser una actividad recreativa tranquilizadora y estimulante para los adultos con TDAH. Observar los procesos de crecimiento, cuidar las plantas y conocer diferentes especies puede fomentar la concentración y transmitir una sensación de conexión con la naturaleza.

Calidad de vida

Para los adultos con TDAH, una organización del tiempo libre gratificante puede aumentar significativamente la calidad de vida, promoviendo emociones positivas, reduciendo el estrés y fortaleciendo la autoestima.

Motivación intrínseca

La motivación intrínseca, es decir, el placer por la actividad en sí, es especialmente importante en el TDAH, ya que fomenta la resistencia y la perseverancia, que a menudo se ven afectadas por la enfermedad. Al elegir actividades de ocio, se debe prestar atención a que estas correspondan a los intereses y preferencias personales, aumentando así la motivación intrínseca.

Distribución de actividades de ocio

Muestra las posibles preferencias de actividades de ocio para adultos con TDAH.

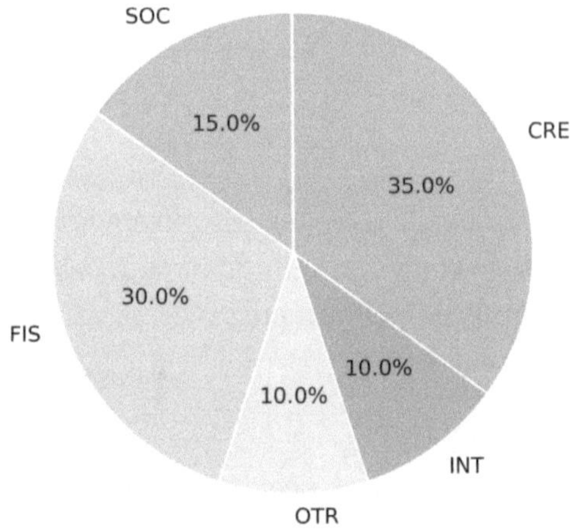

CRE: Actividades creativas (p. ej., pintura, música, escritura)

INT: Actividades intelectuales (p. ej., lectura, rompecabezas, aprender nuevas habilidades)

SOC: Actividades sociales (p. ej., deportes de equipo, pasatiempos grupales)

FIS: Actividades físicas (p. ej., deportes, senderismo, baile)

OTR: Otras actividades (p. ej., coleccionar, juegos, voluntariado)

La distribución diversa entre los diferentes tipos de actividades sugiere la importancia de encontrar actividades que proporcionen estimulación y participación. El alto porcentaje en actividades creativas enfatiza el beneficio potencial de las salidas expresivas, mientras que el notable interés en las actividades físicas destaca la necesidad de movimiento y liberación de energía. Los porcentajes más pequeños, pero aún significativos, en actividades sociales e intelectuales indican la importancia de equilibrar las actividades estimulantes con oportunidades de conexión y compromiso cognitivo.

Fases de descanso

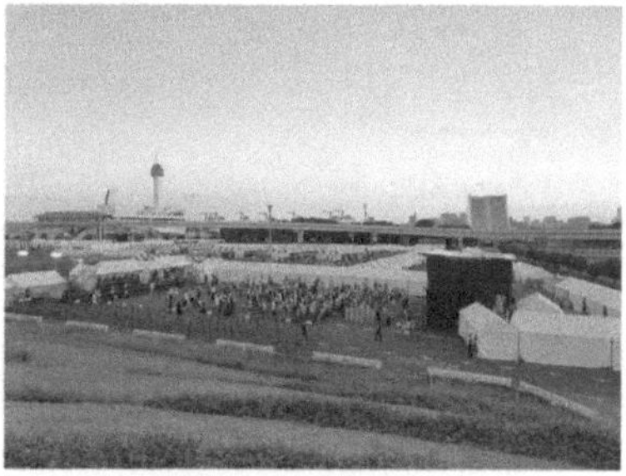

Concierto [i58]

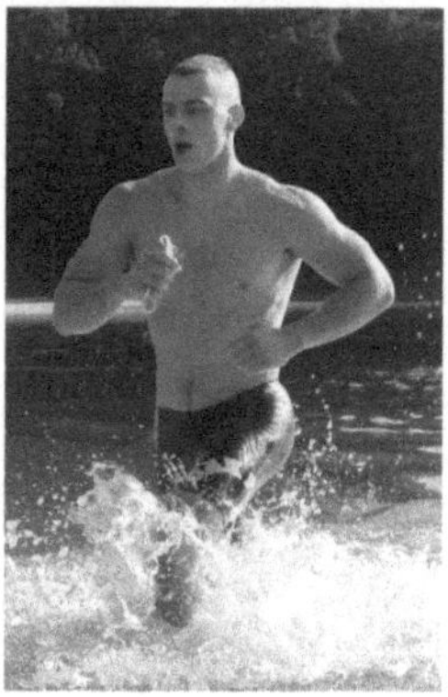

Sesión de entrenamiento [i59]

Regeneración a través de pausas conscientes: Para los adultos con TDAH, la planificación consciente de las fases de descanso es central para el bienestar general. El tiempo libre ofrece la oportunidad de lidiar con las exigencias de la vida cotidiana y restaurar recursos [s86]. No se trata de inactividad, sino de actividades autodeterminadas y placenteras, que están desvinculadas de las obligaciones laborales [s86]. Estas actividades informales pueden servir como una distracción positiva y fortalecer la autoestima [s86]. Especialmente, las actividades que requieren poco esfuerzo mental y permiten olvidar la rutina diaria fomentan la regeneración [s87]. Un paseo por el bosque, donde se permite que el entorno influya, puede ser más reparador que una intensa sesión de entrenamiento. La diversidad de actividades recreativas también juega un papel crucial en el bienestar [s87]. Una amplia gama de intereses, desde la jardinería hasta la asistencia a conciertos, contribuye a satisfacer diversas necesidades de relajación y estimulación. La educación en el tiempo libre puede ayudar a diseñar el tiempo libre de manera consciente y efectiva [s86]. A través del desarrollo de estrategias individuales, las personas afectadas aprenden a aprovechar al máximo su tiempo libre y, así, mejorar su bienestar. La integración de achtsamkeitsuebungen en las actividades recreativas puede reforzar aún más la recuperación.

Bueno saber

Autodeterminación

La libertad de tomar decisiones propias sobre actividades recreativas que se ajusten a los intereses y necesidades individuales y que no estén influenciadas por presiones externas. Esto puede ser especialmente importante para los adultos con TDAH para fomentar la motivación y el compromiso.

Recursos

En el contexto del TDAH y la planificación del tiempo libre, los recursos son las fortalezas personales, habilidades y posibilidades que contribuyen a manejar la vida cotidiana y a llevar a cabo actividades recreativas con éxito. Ejemplos de esto pueden ser talentos especiales, redes sociales o el acceso a ciertas ofertas.

Valor restaurador de las actividades de ocio

Comparación del potencial restaurador de diversas actividades para adultos con TDAH.

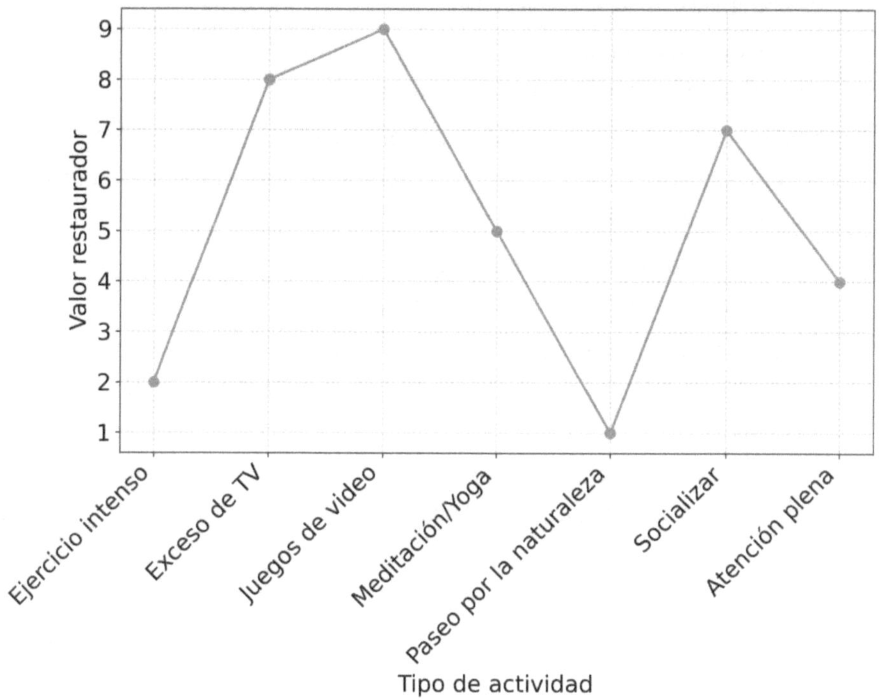

Las actividades que implican altos niveles de concentración y participación, aunque potencialmente agradables, ofrecen menos restauración que aquellas que promueven la relajación y la atención plena. Las actividades pasivas pueden ser beneficiosas, pero demasiada actividad pasiva puede ser perjudicial para el bienestar general. Encontrar un equilibrio entre la participación activa y la relajación pasiva es clave para una recuperación eficaz.

Consejos concretos

- Vincula tus actividades de ocio con tus intereses para aumentar tu motivación.
- Planifica tus actividades de ocio como si fueran citas profesionales, para darles la misma importancia.
- Reserva franjas horarias fijas en tu calendario para actividades espontáneas, para satisfacer la necesidad de variedad.
- Utiliza la función de temporizador de tu smartphone para recordarte las pausas y el cambio de actividades.
- Crea una "caja de emergencia" con materiales para diversas actividades de ocio, que tengas a mano rápidamente en momentos de aburrimiento o inquietud.
- Varía tus actividades de ocio regularmente para evitar la falta de estímulo y la inquietud que conlleva.
- Incorpora pequeños logros en tu planificación de ocio, por ejemplo, aprendiendo a tocar un nuevo instrumento o practicando un nuevo deporte.
- Conecta tus actividades de ocio con contactos sociales, para satisfacer tu necesidad de intercambio y pertenencia.
- Reflexiona regularmente sobre qué actividades de ocio realmente te benefician y cuáles te agotan.
- Diseña tu entorno de manera que apoye tus actividades de ocio, por ejemplo, con un cómodo sillón de lectura o una caja de herramientas bien organizada.
- Utiliza tu tiempo libre para aprender nuevas habilidades y profundizar en tus intereses.
- Permítete también no hacer nada y disfrutar de la tranquilidad.
- Mantente abierto a nuevas experiencias y prueba actividades de ocio inusuales.

Revisión - 4. Manejo de la vida cotidiana

El manejo de la vida cotidiana con TDAH requiere un enfoque individual y flexible. El primer paso consiste en tomar conciencia de los propios desafíos y aceptarlos, en lugar de luchar contra ellos. Acepte que la organización, la gestión del tiempo y la concentración pueden resultarle más difíciles que a otros. Esto no es un fracaso personal, sino una consecuencia de las particularidades neurobiológicas del TDAH. A partir de esta aceptación, puede desarrollar estrategias que le ayuden a estructurar su vida diaria de manera más efectiva.

Un aspecto central es la estructuración. Establezca rutinas fijas y utilice ayudas visuales como calendarios, listas de tareas y etiquetas. Divida las grandes tareas en pasos más pequeños y manejables y planifique pausas regulares. Esta estructuración puede parecerle inicialmente laboriosa, pero a largo plazo le ayudará a evitar la sobrecarga y a utilizar su energía de manera más efectiva. Experimente con diferentes métodos de organización y descubra cuál se adapta mejor a usted. Recuerde que no hay una solución universal y que debe ajustar su sistema a sus necesidades de manera continua.

La interacción social también juega un papel importante en el manejo de la vida cotidiana. La comunicación abierta con su pareja, su familia y su círculo de amigos sobre su TDAH y los desafíos asociados puede llevar a una mayor comprensión y apoyo. No dude en articular sus necesidades y pedir ayuda. Al mismo tiempo, es importante esforzarse activamente por mantener contactos sociales positivos. Involúcrese en pasatiempos que le gusten y donde pueda conocer a personas afines. La integración social fortalece su autoestima y puede ayudarle a lidiar mejor con los desafíos del TDAH.

Los desafíos y los contratiempos son inevitables. Especialmente en momentos de estrés o tras fracasos, tendemos a desviarnos de nuestras rutinas y a caer en viejos patrones de comportamiento. Sea indulgente consigo mismo y considere los contratiempos como oportunidades de aprendizaje. Reflexione regularmente sobre su enfoque, identifique dificultades y ajuste sus estrategias en consecuencia. Busque apoyo en profesionales, grupos de autoayuda o en el intercambio con otros afectados. El camino hacia un manejo exitoso de la vida cotidiana con TDAH es un proceso continuo que requiere paciencia, perseverancia y autorreflexión. Pero con las estrategias adecuadas y el apoyo necesario, puede dominar su vida diaria y mejorar significativamente su calidad de vida. Concéntrese en sus fortalezas, celebre sus éxitos y crea en usted mismo: ¡es más fuerte de lo que piensa!

5. Autogestión

¿Conoce la sensación de ser abrumado por sus propios pensamientos y tareas? Las personas con TDAH enfrentan diariamente el desafío de estructurar su mundo interno y externo. La clave para manejar el TDAH con éxito radica en el desarrollo de estrategias y rutinas personales. No se trata solo de listas de tareas y horarios, sino de una comprensión profunda de su propio funcionamiento. En este capítulo, descubrirá métodos probados que facilitarán notablemente su vida cotidiana.

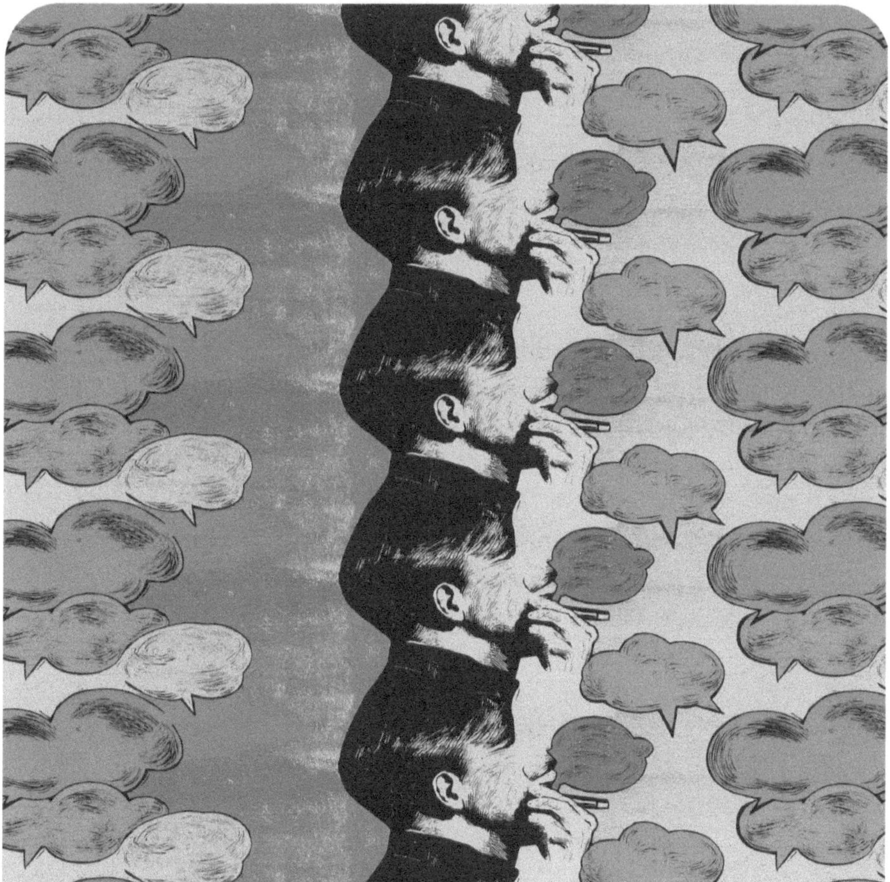

5. 1 Métodos de organización

La organización es a menudo un desafío central en la vida cotidiana y profesional de los adultos con TDAH. Citas olvidadas, tareas pendientes y una gestión del tiempo ineficiente conducen al estrés y afectan el rendimiento. Este capítulo le proporciona métodos prácticos para estructurar su día a día, desde la planificación de citas y el establecimiento de prioridades hasta la organización de materiales de trabajo. Descubra estrategias que le ayudarán a alcanzar sus objetivos de manera efectiva y a utilizar sus recursos de forma óptima.

Para una gestión efectiva de uno mismo en el TDAH, es crucial el mantenimiento y la actualización regular de sistemas de organización, como calendarios y listas de tareas, ya que el conocimiento por sí solo no es suficiente, sino que la práctica repetida de las habilidades aprendidas conduce a comportamientos automatizados y adaptativos.

Planificación de citas

La planificación de citas es a menudo un desafío para los adultos con TDAH. Las dificultades con la organización temporal se manifiestan en prokrastination y citas perdidas [s88]. Un sistema funcional de calendario y listas de tareas forma la base para una autoorganización efectiva [s89]. Los calendarios y las listas de tareas ayudan a mantener el control sobre citas, horarios y tareas. Estos sistemas deben actualizarse al menos una vez al día [s89]. Comparado con un reloj que necesita ser dado cuerda regularmente para funcionar correctamente, estos sistemas también requieren un mantenimiento constante. Las intervenciones para mejorar las habilidades organizativas enseñan estrategias para gestionar eficazmente el tiempo y los materiales [s88]. Los pacientes aprenden a manejar calendarios, a crear listas de tareas y a monitorear su progreso [s90]. Estas intervenciones conducen a mejoras en la organización de materiales, en la gestión del tiempo y en la planificación [s88]. Además, la organización de la rutina diaria, por ejemplo, a través de una rutina matutina estructurada, puede ayudar a liberar tiempo y energía mental para el resto del día [s91]. Al realizar tareas cotidianas por la mañana, como preparar comidas o empacar la mochila, se reduce el esfuerzo cognitivo a lo largo del día. La terapia metacognitiva también ofrece estrategias para la autoorganización, que combinan elementos cognitivos y conductuales [s92]. Se introducen y repiten habilidades compensatorias para abordar los síntomas centrales del TDAH [s93]. La mera transmisión de conocimientos (psicoeducación) no es suficiente [s93]. La práctica repetida de las habilidades aprendidas es crucial para automatizar comportamientos adaptativos y mejorar el rendimiento [s93]. A través de la combinación de diferentes enfoques, desde el uso de calendarios y listas de tareas hasta rutinas matutinas estructuradas y estrategias metacognitivas, los adultos con TDAH pueden optimizar su planificación de citas y contribuir así a la reducción de los síntomas del

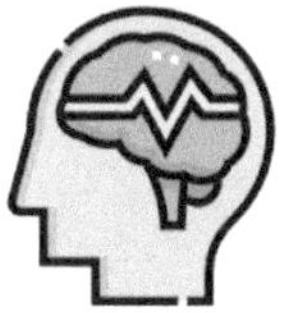

TDAH [s88]. La revisión constante de la lista de tareas minimiza el estrés por tareas olvidadas y maximiza el control sobre el propio tiempo [s89].

Bueno saber

Comportamientos adaptativos

Los comportamientos adaptativos en el contexto del TDAH y los métodos de organización se refieren a estrategias y habilidades aprendidas que permiten a los afectados manejar mejor sus desafíos en la vida diaria. Esto incluye, por ejemplo, cumplir con citas, estructurar tareas y utilizar eficazmente herramientas de organización.

Terapia metacognitiva

La terapia metacognitiva puede ayudar a los adultos con TDAH a mejorar sus habilidades organizativas al enseñar estrategias de autorregulación y autocontrol. A través de la combinación de elementos cognitivos y conductuales, se apoya a los afectados en la reflexión y el cambio de sus pensamientos, sentimientos y comportamientos relacionados con la organización.

Eficacia de la planificación a lo largo del tiempo

Ilustra el impacto de los métodos organizativos en la realización de tareas a lo largo del tiempo para adultos con TDAH.

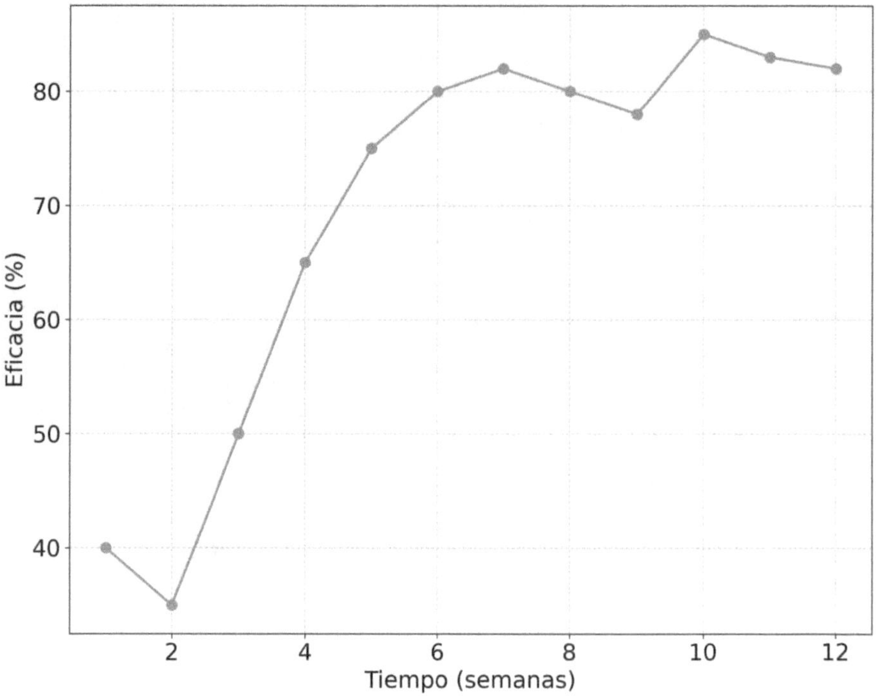

La caída inicial en la eficacia representa la típica dificultad para adaptarse a los nuevos métodos. El aumento posterior demuestra una mejor gestión del tiempo y la realización de tareas a medida que el individuo se siente más cómodo y competente con las estrategias. La meseta sugiere que se ha alcanzado un nivel estable de eficacia, lo que destaca los beneficios a largo plazo de los métodos organizativos constantes. Las posibles fluctuaciones posteriores pueden indicar factores estresantes externos o la necesidad de ajustar las estrategias elegidas.

Establecimiento de prioridades

El establecimiento de prioridades ayuda a enfocar la atención en las tareas más importantes y a utilizar de manera óptima el tiempo y la energía disponibles. Los criterios objetivos son esenciales para establecer prioridades de manera comprensible y transparente [s94]. En lugar de dejarse guiar por la aparente urgencia, las tareas deben evaluarse según su verdadera importancia para los objetivos personales. Las limitaciones de recursos y de tiempo también juegan un papel importante en la selección del método de priorización adecuado [s94]. Así, un método complejo con múltiples pasos de evaluación podría no ser adecuado para proyectos a corto plazo y manejables, mientras que podría ser útil para planificaciones estratégicas a largo plazo. La evaluación de los impactos de los procesos de priorización permite mejorar continuamente los métodos aplicados y adaptarlos a las necesidades individuales [s94]. Una revisión regular de las prioridades establecidas, por ejemplo, semanal o mensualmente, asegura que estas sigan alineadas con los objetivos actuales y puedan ajustarse si es necesario. Incluir diversas perspectivas puede enriquecer la toma de decisiones y aumentar la aceptación de las prioridades establecidas [s94]. Dentro de un equipo, por

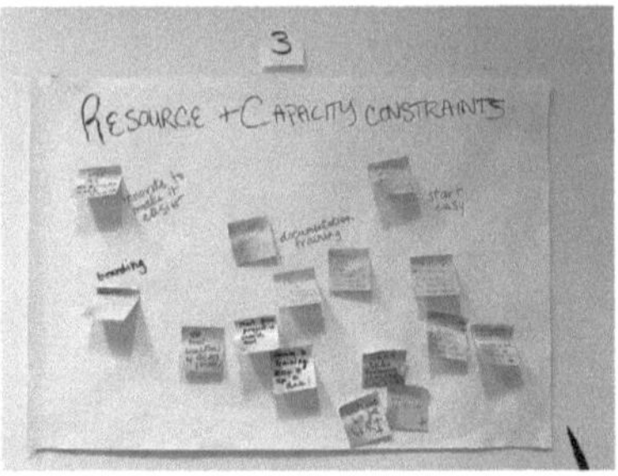

Limitaciones de recursos [i60]

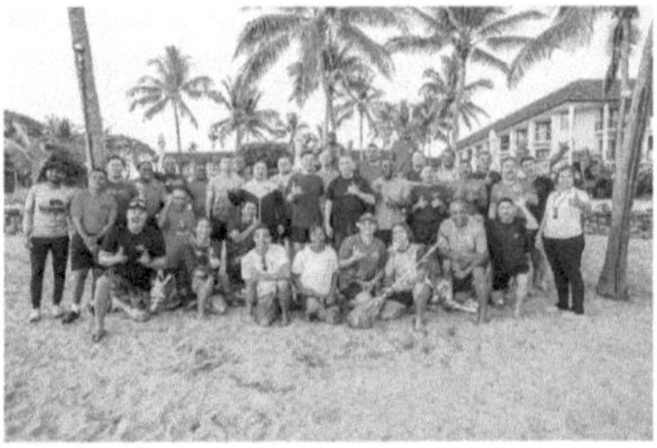
Equipo [i61]

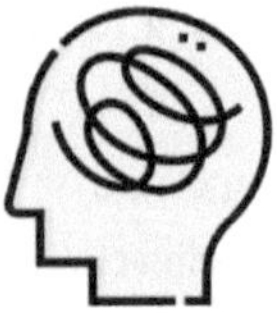

ejemplo, se podrían definir de manera más transparente los objetivos comunes y optimizar la distribución de tareas.

Bueno saber

Criterio

Los criterios ayudan a las personas con TDAH a evaluar sus tareas de manera objetiva y así establecer prioridades realistas, en lugar de dejarse guiar por impulsos o emociones. Por ejemplo, pueden clasificarse según su importancia, urgencia o esfuerzo.

Establecimiento de prioridades

En el TDAH, el establecimiento de prioridades es importante para enfocar la atención en las tareas realmente relevantes y así reducir la sobrecarga y el estrés. Al establecer prioridades, se puede utilizar de manera más efectiva la atención y la energía limitadas, aumentando así la productividad.

Limitación de recursos

La consideración de las limitaciones de recursos, como el tiempo, la energía y la concentración, es especialmente importante en el TDAH, ya que estos recursos suelen ser limitados. A través de una planificación realista y evitando la sobrecarga, se pueden prevenir la frustración y los fracasos.

Proceso de priorización

La reflexión sobre los procesos de priorización ayuda a las personas con TDAH a mejorar continuamente su organización. Al revisar y ajustar regularmente sus estrategias aplicadas, pueden maximizar su efectividad y desarrollar aún más sus habilidades de autogestión.

Estrategias de Priorización de Tareas

Eficacia de diferentes métodos de priorización de tareas.

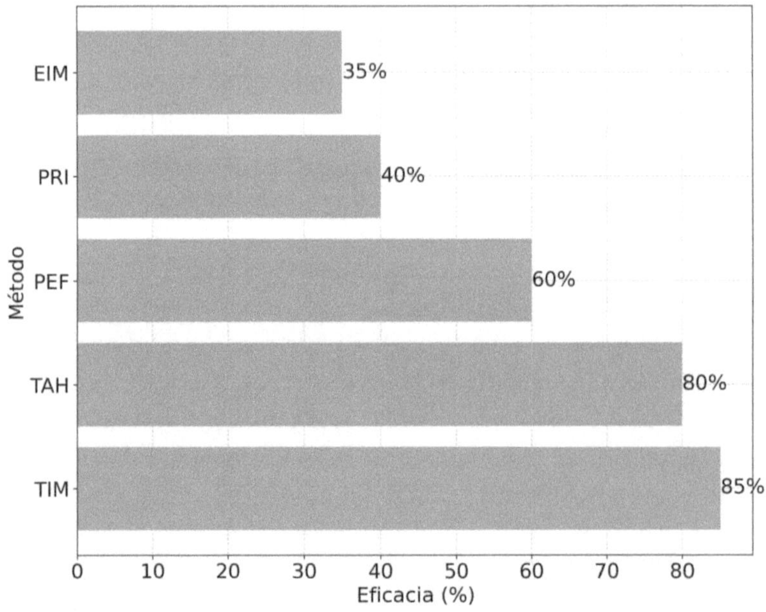

EIM: Matriz de Eisenhower

PRI: Principio de Pareto

TIM: Planificación por Tiempo

PEF: Primero en Entrar, Primero en Salir

TAH: Listas de Tareas Básicas

El gráfico destaca la eficacia variable de los diferentes métodos de priorización para adultos con TDAH. La 'Matriz de Eisenhower' y la 'Planificación por Tiempo' demuestran una mayor eficacia, lo que sugiere su utilidad para gestionar tareas y reducir la sobrecarga. Si bien el 'Principio de Pareto' es moderadamente eficaz, los métodos más sencillos como las 'Listas de Tareas Básicas' y 'Primero en Entrar, Primero en Salir' muestran una menor eficacia, posiblemente debido a la falta de estructura y flexibilidad necesarias para el manejo del TDAH.

Consejos concretos

- Utilice calendarios de diferentes colores para distintas áreas de la vida, para mantener el control.
- Asigne prioridades a sus tareas clasificándolas según el principio de Eisenhower (importante/urgente).
- Cree una "lista de Si-Entonces" para tareas recurrentes, con el fin de automatizar los procesos (por ejemplo: "Si el cesto de la ropa está lleno, entonces lavar la ropa").
- Utilice la función de recordatorio de su smartphone para que le avise sobre citas y tareas importantes.
- Tenga todos los materiales necesarios para tareas recurrentes en un lugar fijo, para minimizar el tiempo de búsqueda.
- Divida las grandes tareas en pasos más pequeños y manejables, para facilitar el inicio y ganar motivación.
- Visualice su rutina diaria con una línea de tiempo, para optimizar su planificación y evaluarla de manera realista.
- Integre tiempos de margen en su planificación, para amortiguar eventos inesperados y retrasos.
- Reflexione regularmente sobre sus métodos de organización y ajústelo a sus necesidades.
- Utilice una pizarra blanca o un tablón de anuncios para representar visualmente sus tareas y citas, y seguir el progreso.
- Recompénsese después de completar tareas, para aumentar su motivación y crear asociaciones positivas con la organización.
- Intercambie ideas con otros sobre métodos de organización probados y déjese inspirar.

5. 2 Regulación emocional

La regulación emocional es un componente central de la autogestión, especialmente para los adultos con TDAH. Las dificultades en este ámbito se manifiestan en reacciones impulsivas, cambios de humor intensos y problemas para manejar emociones intensas. Esto a menudo conduce a dificultades en las interacciones sociales, en el trabajo y en la vida familiar. Este apartado destaca los desafíos de la regulación emocional en el TDAH y sus efectos en la vida cotidiana. Descubra cómo puede comprender y gestionar mejor sus emociones para lograr más estabilidad y bienestar.

La regulación emocional es un proceso dinámico de emociones y mecanismos de control cognitivo, que puede mejorarse mediante la práctica y el apoyo, y tiene efectos positivos en diversas áreas de la vida.

Control de impulsos

El control de impulsos describe la capacidad de inhibir o retrasar reacciones a estímulos. En el TDAH, esta capacidad a menudo se ve afectada, lo que puede manifestarse en diversas conductas, incluyendo dificultades para suprimir expresiones o acciones impulsivas. Esto puede llevar a problemas en interacciones sociales, en el trabajo y en la familia. [s95] Las dificultades con el control de impulsos también pueden afectar la regulación emocional, ya que las emociones intensas a menudo conducen a reacciones impulsivas. Por ejemplo, la disregulación emocional durante un proceso de dejar de fumar puede aumentar la impulsividad y disminuir la claridad emocional, lo que incrementa la probabilidad de recaídas. [s96] El entrenamiento en atención plena (AT) ofrece una forma de mejorar el control de impulsos. A través de la meditación enfocada, como la atención en la respiración, se aprende a minimizar distracciones y dirigir la atención de manera intencionada. [s97] La supervisión abierta, otra técnica del AT, entrena la percepción de las propias emociones y pensamientos sin juzgarlos. Esto permite reconocer reacciones automáticas e impulsivas y elegir alternativas de acción. En lugar de expresar un comentario imprudente enojado, se puede aprender a pausar, reconocer la ira y luego formular una respuesta reflexiva a través del AT. Así, el fortalecimiento del control de impulsos mediante el AT también apoya la regulación emocional y mejora el bienestar general. [s97] [s98] El AT fomenta la capacidad de considerar los estados emocionales como temporales, reduciendo así la tendencia a reaccionar impulsivamente a ellos. [s98] El control de impulsos mejorado a través del AT puede tener un impacto positivo en diversas áreas de la vida, desde las relaciones interpersonales hasta el éxito profesional. El control de impulsos está estrechamente relacionado con la función de la corteza prefrontal (PFC). [s99] Esta área del cerebro es responsable de inhibir comportamientos inapropiados. Una función afectada del PFC, como ocurre en el TDAH, puede llevar a la impulsividad y la hiperactividad. En particular, la región inferior derecha del PFC juega un papel importante en la inhibición del comportamiento, mientras que la región ventromedial es responsable de la regulación emocional. Una debilidad en estas áreas puede favorecer la disregulación emocional y las acciones impulsivas. [s99] Neurotransmisores como la noradrenalina y la dopamina influyen en la función del PFC. Un equilibrio óptimo de estos neurotransmisores es esencial para un control de impulsos adecuado. Tanto la falta como el exceso pueden afectar el control de impulsos. [s99]

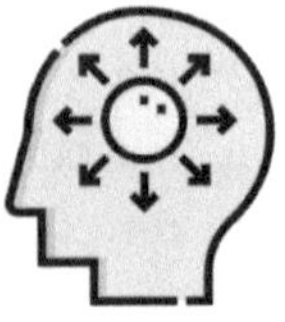

Los medicamentos que modulan la transmisión de señales de estos neurotransmisores en el PFC pueden mejorar el control de impulsos y otros síntomas del TDAH. [s99] La estrecha conexión entre el control de impulsos, la regulación emocional y la función del PFC subraya la complejidad del TDAH y la necesidad de un enfoque de tratamiento multimodal. La disregulación emocional es común en el TDAH y puede manifestarse en estallidos emocionales excesivos, cambios de humor rápidos y una focalización inapropiada en estímulos emocionales. [s95] Estas dificultades pueden llevar a discapacidades en relaciones sociales, en la vida familiar y en el trabajo. [s95] Si bien los tratamientos para el TDAH también pueden mejorar la disregulación emocional, a menudo es necesario un tratamiento específico para estos síntomas. [s95] El TDAH y el trastorno límite de la personalidad (TLP) presentan una alta comorbilidad, y la impulsividad es una de las dimensiones con mayor superposición entre ambos trastornos. [s100] Los adultos con TDAH y TLP muestran valores más altos de impulsividad de rasgo en comparación con grupos de control sanos. [s100] La disregulación emocional, una característica central del TLP, también ocurre con frecuencia en el TDAH y se manifiesta de manera similar, incluyendo una mayor inestabilidad e intensidad de las emociones negativas. [s100] La disregulación emocional de rasgo es más alta en TLP y TDAH+TLP que en TDAH solo. [s100] Esto sugiere que la impulsividad y la disregulación emocional están estrechamente relacionadas en el TLP. [s100] Las bases neuropsicológicas de los déficits en la regulación emocional en el TDAH y el TLP aún están en gran medida inexploradas, aunque la " hipótesis de afectividad " está ganando importancia. [s100] Los problemas interpersonales, que son comunes tanto en el TLP como en el TDAH, están relacionados con la disregulación emocional y la impulsividad. [s100]

Bueno saber

Disregulación emocional de rasgo

La disregulación emocional de rasgo se refiere a una susceptibilidad duradera a emociones intensas y difíciles de controlar. Esta es mayor tanto en el TDAH como en el TLP y puede llevar a comportamientos impulsivos.

Hipótesis de afectividad

La hipótesis de afectividad postula que las dificultades en la regulación emocional son la base de muchos problemas en el TDAH y el TLP, incluyendo la impulsividad y los conflictos interpersonales.

Impulsividad de rasgo

La impulsividad de rasgo describe una tendencia duradera hacia el comportamiento impulsivo. Los adultos con TDAH y/o TLP a menudo muestran valores más altos de impulsividad de rasgo, lo que puede llevar a dificultades en diversas áreas de la vida.

Corteza prefrontal

La corteza prefrontal juega un papel crucial en el control de impulsos y la regulación emocional. En adultos con TDAH, una función alterada de esta área del cerebro puede llevar a dificultades en el control de impulsos y emociones.

Control de impulsos y regulación emocional en adultos con TDAH

Frecuencia e intensidad de los impulsos vs. nivel de control.

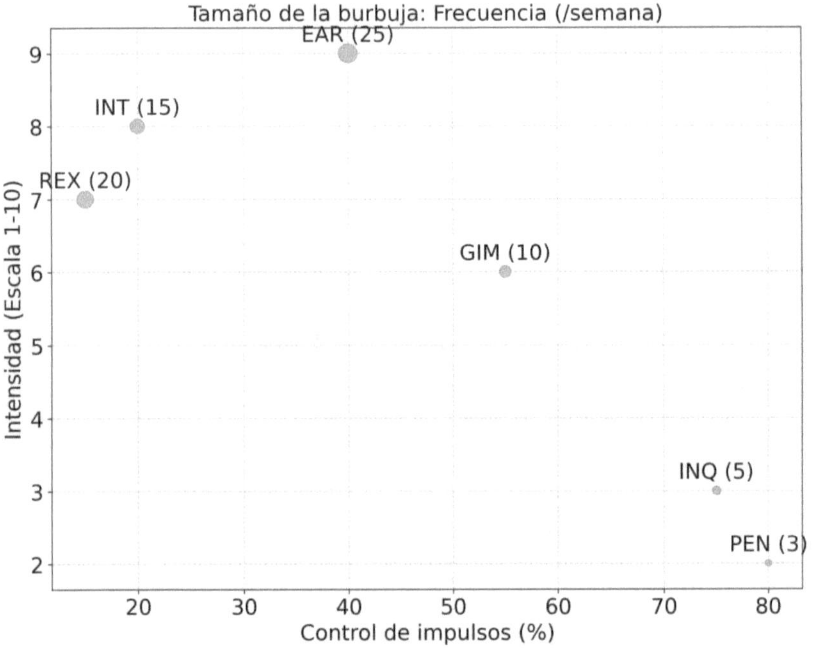

Blasengröße: Frecuencia (/semana)

EAR: Estallidos emocionales
GIM: Gastos impulsivos
INQ: Inquietud
INT: Interrumpir
PEN: Pensamientos acelerados
REX: Reacciones exageradas

Este gráfico visualiza la interacción entre la frecuencia, la intensidad y el control de los impulsos. Las burbujas más grandes representan impulsos más frecuentes. Una posición más alta en el eje y indica una mayor intensidad. El eje x refleja el nivel de control, y los valores más altos sugieren un mejor control. Los grupos de burbujas en áreas específicas destacan patrones comunes, como impulsos frecuentes e intensos con poco control, o impulsos leves y menos frecuentes con mayor control. La distribución de las burbujas puede ofrecer información sobre los desafíos y los éxitos en el manejo de la impulsividad y la regulación emocional en adultos con TDAH.

Manejo del estado de ánimo

El manejo del estado de ánimo representa una tarea importante para los adultos con TDAH. Además de las estrategias conocidas como achtsamkeitstraining, la actividad física regular ofrece otro enfoque para controlar las reacciones emocionales y fortalecer la capacidad general de regulación emocional [s101]. El deporte y el ejercicio fomentan el desarrollo de habilidades de autorregulación, que a su vez constituyen la base para un manejo más estable de las emociones [s101]. A través de la control cognitivo y la flexibilidad mejorados, que se logran mediante el entrenamiento regular, las reacciones emocionales pueden clasificarse y modificarse mejor si es necesario [s101]. Por ejemplo, correr regularmente no solo puede aumentar la condición física, sino también mejorar la resiliencia emocional en la vida cotidiana. Otro aspecto importante del manejo del estado de ánimo en el TDAH se manifiesta en relación con el consumo de sustancias. Los estudios demuestran que las personas con trastornos por consumo de sustancias tienen dificultades significativamente mayores con la regulación emocional en comparación con personas sin abuso de sustancias [s102]. Tienden a suprimir las emociones en lugar de procesarlas y reevaluarlas [s102]. Por lo tanto, la promoción específica de estrategias adecuadas para la regulación emocional puede mejorar las perspectivas de éxito de las terapias de adicción [s102]. Esto subraya la importancia de un enfoque terapéutico integral que considere tanto el trastorno por consumo de sustancias como las dificultades subyacentes en el manejo de las emociones.

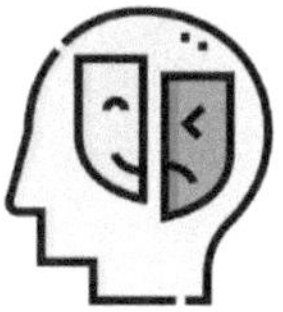

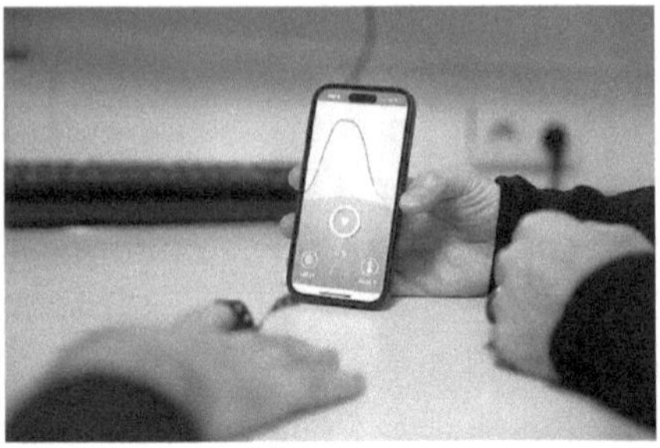

Control Cognitivo [i62]

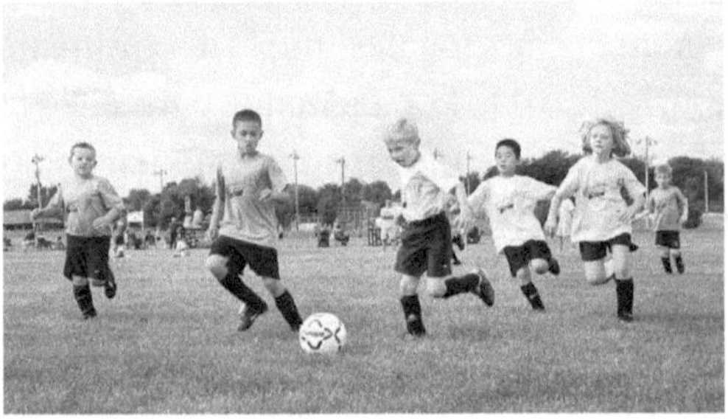

Ejercicio físico [i63]

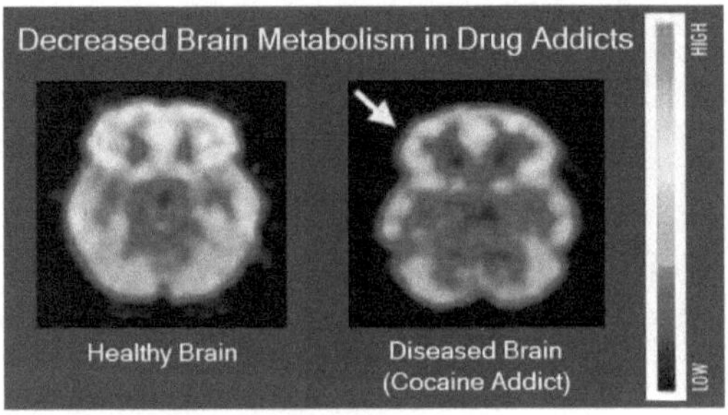

Trastornos Adictivos [i64]

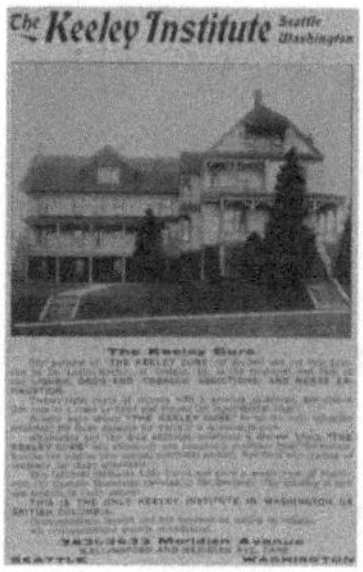

Terapia de la adicción [i65]

Abuso de sustancias

El abuso de sustancias describe el consumo excesivo y dañino de sustancias que pueden generar dependencia. En el TDAH, el abuso de sustancias puede servir como un intento de automedicación para la regulación emocional, pero agrava los problemas subyacentes.

Control cognitivo

El control cognitivo describe la capacidad de dirigir pensamientos, atención y acciones de manera intencionada. En adultos con TDAH, un control cognitivo limitado puede llevar a dificultades en la regulación emocional, ya que es más difícil suprimir las reacciones impulsivas a los estímulos emocionales.

Trastornos por consumo de sustancias

Los trastornos por consumo de sustancias ocurren con mayor frecuencia en adultos con TDAH que en la población general. El consumo de sustancias puede ofrecer temporalmente una aparente regulación emocional, pero a largo plazo puede intensificar las dificultades en el manejo de las emociones y llevar a la dependencia.

Fluctuaciones del estado de ánimo a lo largo del día

Ejemplo ilustrativo de las variaciones del estado de ánimo en adultos con TDAH durante un día típico.

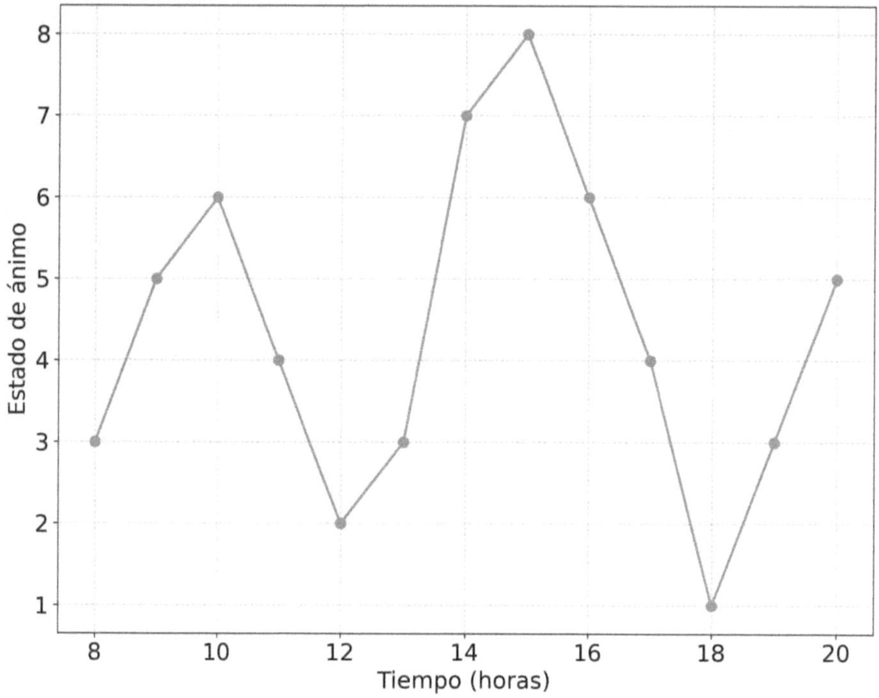

Este gráfico muestra la naturaleza fluctuante del estado de ánimo que se experimenta a menudo en el TDAH. Los picos representan períodos de alta energía o excitación, mientras que los valles indican un estado de ánimo bajo, posiblemente acompañado de fatiga o irritabilidad. Los cambios rápidos resaltan los desafíos en la regulación emocional y el impacto en la vida diaria.

Autocalma

La autocalma, la capacidad de reducir la excitación emocional y regresar a un estado equilibrado, es de particular relevancia para los adultos con TDAH. Además de los métodos ya mencionados, como el deporte y entrenamiento de atención, la terapia musical ofrece posibilidades prometedoras [s103]. La terapia musical activa, donde los participantes tocan música, puede mejorar la conexión entre los hemisferios cerebrales y así fomentar la autopercepción y las competencias sociales [s103]. Tocar música en grupo, por ejemplo, puede fortalecer la empatía y abrir nuevas vías de comunicación no verbal. La terapia musical pasiva, que consiste en escuchar piezas musicales seleccionadas, puede tener un efecto positivo en la atención y el comportamiento [s103]. En este contexto, la música no sirve principalmente como distracción, sino como una modulación intencionada de estados emocionales y cognitivos [s103]. En particular, los elementos rítmicos en la música parecen mejorar la percepción y el control del propio ritmo, lo que a su vez puede influir favorablemente en la autorregulación [s103]. Así, escuchar música con un ritmo claro y regular puede ayudar a reducir la inquietud interna y alcanzar un estado de equilibrio emocional. La integración de la terapia musical en un plan de tratamiento multimodal puede ampliar las habilidades de autocalma de los adultos con TDAH y contribuir a una mejor regulación emocional en la vida cotidiana [s103]. Además, la autorregulación emocional es un proceso dinámico que se controla mediante la interacción de emociones y mecanismos de control cognitivo [s104]. Este proceso abarca diversas habilidades organizadas jerárquicamente, desde la percepción de las propias emociones hasta estrategias cognitivas y conductuales [s104]. El desarrollo de estas habilidades requiere un compromiso activo y el apoyo de personas comprensivas que puedan actuar como mentores [s104]. A través de modelos a seguir, instrucciones verbales y juegos de rol, se pueden aprender nuevas habilidades y aplicarlas en situaciones emocionalmente desafiantes [s104]. Por ejemplo, practicar técnicas de relajación en un entorno

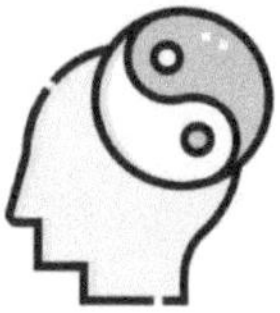

protegido puede sentar las bases para manejar el estrés en la vida cotidiana. La capacidad de regular las emociones no solo afecta el comportamiento, sino que también puede influir en los mecanismos fisiológicos relacionados con la ingesta de alimentos y la sensación de saciedad [s105]. Los niños con dificultades en la regulación emocional tienen un mayor riesgo de desarrollar sobrepeso [s105]. Esto subraya la importancia de fomentar la autorregulación emocional desde una edad temprana, lo que también puede tener efectos positivos en diversas áreas de la vida en la edad adulta [s105] [s104].

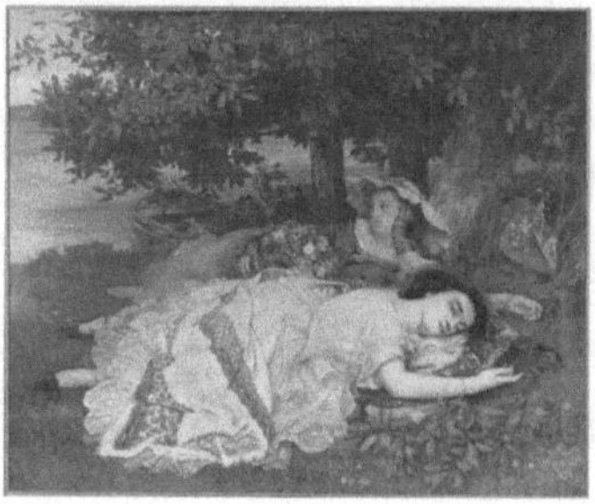

Técnicas de relajación [i66]

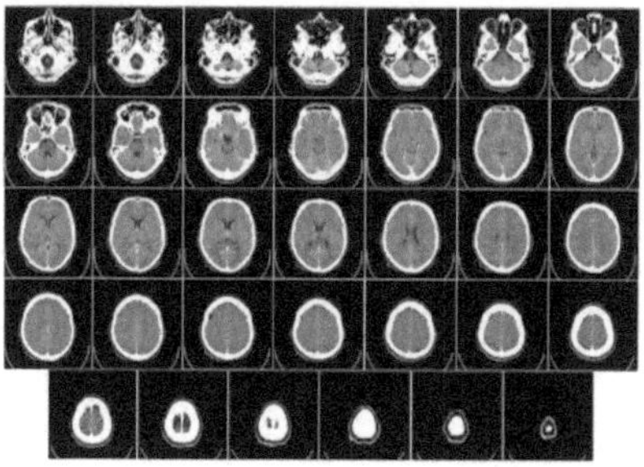

cerebro [i67]

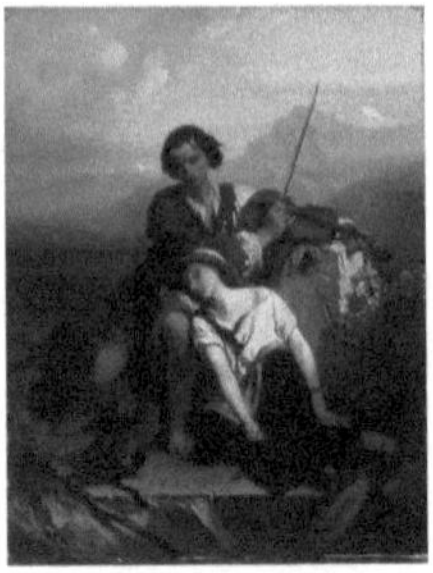

Musicoterapia [i68]

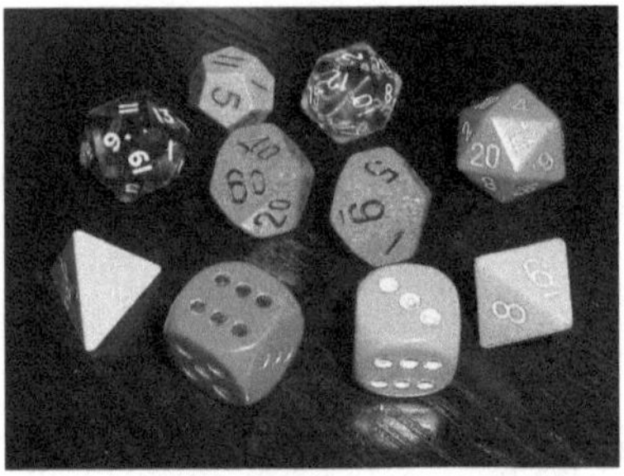

Juego de rol [i69]

Bueno saber

Autocalma

En la edad adulta, la autocalma es importante para controlar emociones intensas y alcanzar estabilidad emocional. Ayuda a enfrentar los desafíos cotidianos y las situaciones de estrés que pueden surgir debido al TDAH.

Entrenamiento de atención

El entrenamiento de atención puede ayudar a los adultos con TDAH a percibir y aceptar mejor sus emociones, sin sentirse abrumados por ellas. Al centrarse en el momento presente, aprenden a reducir las reacciones impulsivas y a manejar con mayor calma las fluctuaciones emocionales.

Multimodal

Un plan de tratamiento multimodal combina diferentes enfoques terapéuticos para mejorar la regulación emocional en adultos con TDAH. Puede incluir, por ejemplo, una combinación de tratamiento farmacológico, terapia conductual y técnicas de relajación para atender las necesidades individuales.

Terapia musical

La terapia musical puede ayudar a regular las emociones en adultos con TDAH, mejorando la autopercepción y ofreciendo alternativas para la expresión emocional. Tanto tocar música activamente como escuchar música pasivamente puede calmar y afectar positivamente los estados emocionales.

Eficacia de las Técnicas de Autocalma

Comparación de métodos de autocalma para adultos con TDAH

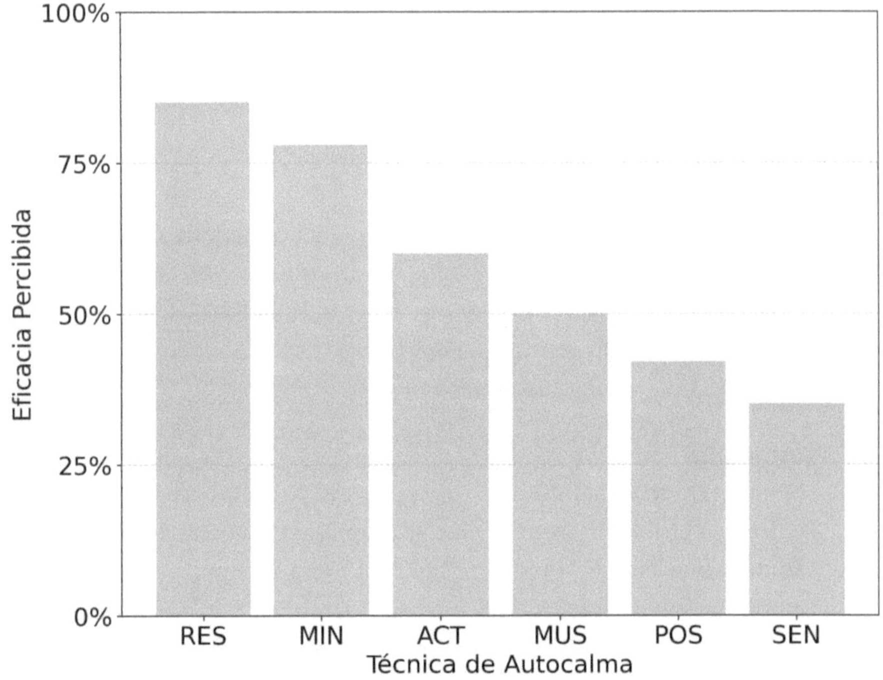

ACT: Actividad Física	MIN: Mindfulness
MUS: Música / Sonidos	POS: Autoafirmación Positiva
RES: Respiración Profunda	SEN: Estimulación Sensorial

Este gráfico ilustra la eficacia percibida de diversas técnicas de autocalma para controlar la desregulación emocional relacionada con el TDAH. Los ejercicios de respiración profunda y mindfulness demuestran la mayor eficacia reportada, lo que sugiere su potencial como herramientas valiosas. Si bien la actividad física también se muestra prometedora, técnicas como el diálogo interno positivo y la estimulación sensorial parecen tener menos impacto en los individuos de la muestra. Esto resalta la importancia de los enfoques personalizados para la autocalma, ya que las respuestas individuales pueden variar.

Consejos concretos

- Imagina tus emociones como olas que vienen y van.
- Respira conscientemente en las olas, en lugar de luchar contra ellas.
- Busca un punto de anclaje en el espacio que asocies con calma y serenidad.
- Dirige tu atención una y otra vez hacia este ancla cuando sientas turbulencias emocionales.
- Desarrolla un "kit de emergencia" personal para situaciones emocionales excepcionales.
- Incluye lo que te ayude a calmarte: una foto favorita, un aroma, una piedra.
- Crea un "lugar interno de bienestar" al que puedas retirarte en pensamiento.
- Llena este lugar con imágenes, olores y sonidos positivos.
- Observa tus diálogos internos: ¿Cómo te hablas a ti mismo en momentos emocionales?
- Transforma los autodiálogos negativos en mensajes positivos y de apoyo.
- Practica expresar tus emociones de forma creativa: escribe, pinta o haz música.
- Explora la naturaleza como fuente de calma: un paseo por el bosque puede hacer maravillas.
- Encuentra tu "botón de reinicio" personal: una actividad que te ayude a regular tus emociones.

5. 3 Desarrollo de la personalidad

El desarrollo personal en el marco de la autogestión en el TDAH significa entender y utilizar las propias fortalezas y debilidades en el contexto del diagnóstico. Aprenden a lidiar con los desafíos cotidianos y laborales derivados del TDAH sin juzgarse a sí mismos. Esto incluye la aceptación del diagnóstico, la percepción consciente de los propios recursos y el desarrollo de estrategias individuales. El TDAH conlleva, además de dificultades, potenciales no utilizados. La autogestión ayuda a activar estos potenciales y a utilizarlos para una vida más plena. Permite establecer objetivos más realistas y canalizar la propia energía de manera efectiva. Descubra a continuación cómo puede optimizar su autogestión a través de un desarrollo personal dirigido y mejorar su calidad de vida de manera sostenible.

La autoaceptación es la base para una vida auténtica y plena con TDAH.

Autoaceptación

La autoaceptación en el contexto del TDAH en adultos significa reconocer y afirmar las propias fortalezas y debilidades, incluidos los síntomas relacionados con el TDAH. No se trata de ignorar las dificultades, sino de aceptarlas como parte del propio ser, sin juzgarse por ello. Este proceso puede ser positivamente influenciado por el diagnóstico en sí. El diagnóstico ofrece una explicación para comportamientos y dificultades previamente inexplicables, lo que puede llevar a una mejora en la autoimagen [s106]. Uno se entiende mejor a sí mismo y puede contextualizar sus reacciones y patrones de comportamiento en el marco del TDAH. Esto puede resultar en un alivio notable, comparable a encontrar una pieza de rompecabezas que de repente completa la imagen general. El diagnóstico también puede reducir sentimientos de culpa y vergüenza que a menudo acompañan las dificultades cotidianas. En lugar de juzgarse por las propias imperfecciones, se pueden entender como un síntoma de una particularidad neurológica. Especialmente las mujeres informan sobre un cambio positivo en su selbstwertgefuehl después del diagnóstico [s106]. La comprensión de que los propios desafíos se deben al TDAH les permite tratarse a sí mismas con más compasión y verse de manera menos crítica. La autoaceptación también implica reconocer y valorar las propias fortalezas, que a menudo quedan a la sombra de los síntomas del TDAH. El TDAH a menudo se asocia con creatividad, espontaneidad y un alto nivel de energía. Estas características pueden, si se utilizan y canalizan conscientemente, representar recursos valiosos en la vida profesional y personal. Un paso importante hacia la autoaceptación consiste en comprometerse activamente con el propio TDAH, informarse sobre el trastorno y desarrollar estrategias para gestionar los síntomas. Esto no significa cambiarse para cumplir con las expectativas de los demás, sino reconocer las propias necesidades y encontrar formas de lidiar con las dificultades

relacionadas con el TDAH para poder desplegar todo el potencial. La autoaceptación es un proceso continuo que requiere tiempo y paciencia. Forma la base para una vida auténtica y plena con TDAH. Un enfoque constructivo hacia el diagnóstico puede fomentar la autoaceptación y allanar el camino hacia una autoimagen positiva [s106]. La nueva claridad sobre las propias fortalezas y debilidades permite establecer objetivos realistas y utilizar los propios recursos de manera efectiva.

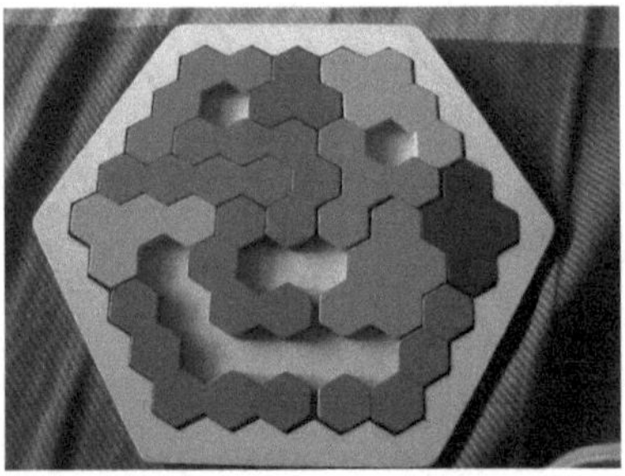

Rompecabezas [i70]

Autoaceptación en Adultos con TDAH

Desglose de áreas de autoaceptación.

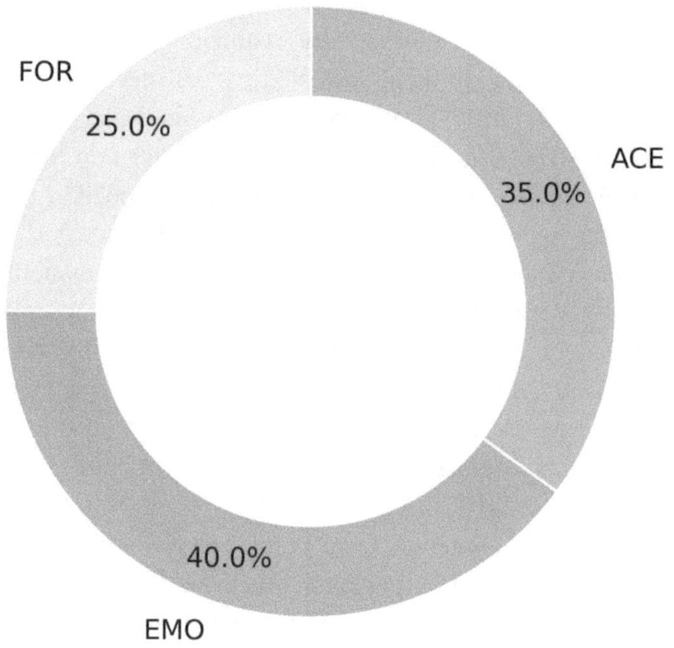

- ACE: Aceptación de Rasgos del TDAH
- EMO: Aceptación de la Desregulación Emocional
- FOR: Aceptación de Fortalezas

Este gráfico destaca la interconexión de las facetas de la autoaceptación en adultos con TDAH. Si bien aceptar los rasgos relacionados con el TDAH es crucial, no es el único enfoque. Una parte importante implica aceptar los desafíos de la regulación emocional, lo que destaca la necesidad de estrategias para manejar la intensidad emocional. Reconocer y aceptar las fortalezas personales sugiere un área de resiliencia potencial. En general, los datos enfatizan un enfoque holístico de la autoaceptación, que abarca los rasgos específicos del TDAH, las experiencias emocionales y las fortalezas individuales.

Activación de recursos

La activación de recursos en el TDAH en la edad adulta describe la identificación, utilización y fortalecimiento de habilidades y destrezas personales para manejar mejor la vida cotidiana y mejorar la calidad de vida. Un aspecto importante es la flexibilidad psicológica, es decir, la capacidad de adaptarse a diferentes situaciones y la habilidad de cambiar de perspectiva [s107]. Esta flexibilidad ayuda a lidiar con las fluctuaciones típicas en el ámbito emocional y energético que pueden presentarse en el TDAH. En lugar de aferrarse a rutinas rígidas que ya no funcionan en condiciones cambiantes, se trata de reaccionar de manera adecuada a la situación y desarrollar nuevas estrategias. Por ejemplo, un problema inesperado en un proyecto puede ser abordado encontrando soluciones creativas y activando el talento de improvisación que a menudo está presente, en lugar de caer en la frustración. Otro punto importante es la llamada resiliencia del ego, la capacidad de recuperarse rápidamente de los contratiempos [s107]. Esta habilidad puede fortalecerse mediante una gestión personal intencionada, como ejercicios de atención plena o técnicas de relajación. Las personas afectadas por el TDAH a menudo poseen un gran potencial de creatividad, espontaneidad y energía. La activación de recursos también significa utilizar conscientemente estas cualidades positivas para alcanzar los propios objetivos. Una gestión del tiempo estructurada que tenga en cuenta las necesidades individuales ayuda a establecer prioridades y a cambiar entre diferentes áreas de la vida [s107]. De este modo, la energía disponible puede utilizarse de manera efectiva y se evita la sobrecarga. A través de la percepción consciente y el uso intencionado de las propias fortalezas, no solo se facilita el manejo de los síntomas del TDAH, sino que también se fortalece la autoconfianza y la autoeficacia.

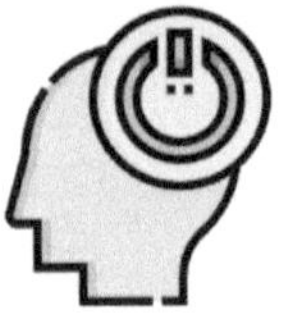

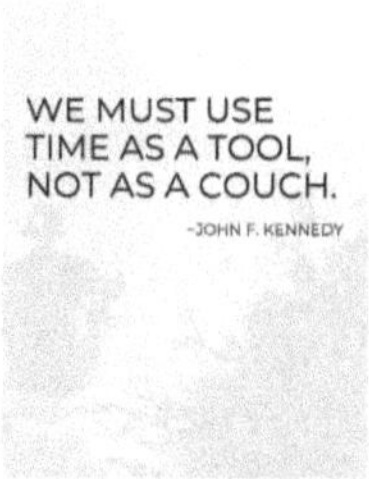

Gestión del tiempo [i71]

Flexibilidad psicológica

En el contexto del TDAH en adultos, la flexibilidad psicológica describe la capacidad de adaptar los propios comportamientos y formas de pensar a las demandas cambiantes, para poder enfrentar mejor los desafíos de la vida cotidiana y mejorar el bienestar emocional. Ayuda a controlar las reacciones impulsivas y a tomar decisiones adecuadas a la situación.

Técnicas de relajación

Las técnicas de relajación como la relajación muscular progresiva, el entrenamiento autógeno o la meditación pueden ayudar a los adultos con TDAH a reducir el estrés y la inquietud interna, mejorar la concentración y fomentar el sueño. Ofrecen la oportunidad de contrarrestar el torbellino de pensamientos internos y recargar energías.

Gestión del tiempo

Una gestión del tiempo estructurada es especialmente importante para los adultos con TDAH, para organizar la vida cotidiana, establecer prioridades y realizar tareas de manera efectiva. A través del uso de técnicas de gestión del tiempo, se pueden cumplir plazos, completar proyectos con éxito y evitar la sobrecarga, lo que contribuye a un aumento de la autoeficacia y la autoestima.

Activación de recursos para adultos con TDAH

Utilidad relativa de los recursos

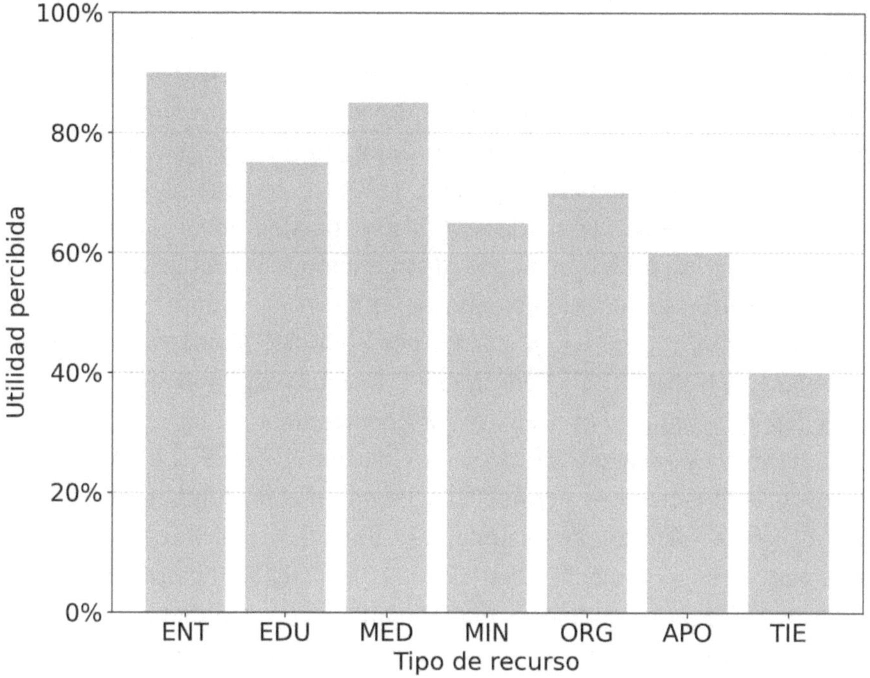

APO: Grupos de apoyo

ENT: Entrenamiento

MIN: Atención plena

TIE: Gestión del tiempo

EDU: Educación sobre el TDAH

MED: Medicación

ORG: Herramientas de organización

Este gráfico destaca la eficacia variable de los diferentes recursos para controlar el TDAH en adultos. Si bien el entrenamiento y la medicación muestran un impacto positivo considerable, los grupos de apoyo y los ejercicios de atención plena también ofrecen un apoyo valioso. El entrenamiento en gestión del tiempo parece tener menos impacto en relación con otros recursos, lo que sugiere la posibilidad de mejorar o emplear estrategias alternativas en esta área. En general, es probable que un enfoque multifacético que utilice una combinación de recursos produzca los mejores resultados.

Perspectivas de desarrollo

Las perspectivas de desarrollo en el TDAH en la edad adulta se abren a través de diversos enfoques de tratamiento que abordan tanto los síntomas centrales como las dificultades asociadas. Un enfoque multimodal, que combina la psicoterapia con el tratamiento farmacológico, muestra resultados prometedores en cuanto a la mejora de la sintomatología, la estabilidad emocional y la funcionalidad general. [s108] Estos cambios positivos se reflejan en diversas áreas de la vida y pueden llevar a una mayor seguridad en el tráfico o a una disminución de conductas delictivas. [s108] Dentro de la psicoterapia, se ofrecen diferentes enfoques. La terapia cognitivo-conductual puede, por ejemplo, ayudar a reconocer y cambiar patrones de pensamiento negativos, mientras que la remediación educativa cierra específicamente las lagunas de conocimiento y crea estructura en la vida diaria. [s109] La combinación de estas intervenciones permite una comprensión integral del TDAH y apoya el desarrollo de estrategias de afrontamiento individuales. Además del tratamiento del TDAH en sí, la consideración de enfermedades concomitantes, denominadas comorbilidades, es crucial. Una terapia que tenga en cuenta tanto el TDAH como los trastornos adicionales logra mejores resultados que el tratamiento aislado de cada enfermedad concomitante. [s108] El diagnóstico temprano y un concepto de tratamiento adecuado son, por lo tanto, esenciales para mejorar de manera sostenible la calidad de vida de los adultos con TDAH. Una mayor atención a los síntomas del TDAH por parte de los profesionales médicos es indispensable para optimizar tanto el diagnóstico como el tratamiento del TDAH y las enfermedades adicionales asociadas. [s108] Las perspectivas de desarrollo están, por lo tanto, estrechamente relacionadas con el acceso a ofertas de tratamiento adecuadas y a una atención integral. Así, a través de la combinación correcta de terapia farmacológica y medidas psicoterapéuticas individualmente adaptadas, se puede apoyar un

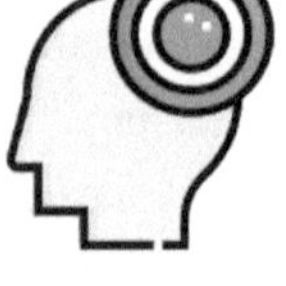

desarrollo positivo y aumentar significativamente la calidad de vida. Un autogestión exitosa contribuye a utilizar los propios recursos de manera óptima y a hacer la vida cotidiana más exitosa. Comparado con un artesano que puede realizar su trabajo de manera más eficiente y precisa con las herramientas adecuadas, las estrategias aprendidas permiten un manejo más competente de las dificultades específicas del TDAH.

Bueno saber

Autogestión

La autogestión en el TDAH abarca estrategias y técnicas que ayudan a los adultos a manejar sus síntomas, aprovechar sus fortalezas y alcanzar sus objetivos. Juega un papel importante en el desarrollo de la personalidad al fortalecer la autoeficacia y fomentar la responsabilidad personal.

Enfoque multimodal

En el TDAH en la edad adulta, un enfoque multimodal combina diferentes enfoques terapéuticos, como el tratamiento farmacológico y la psicoterapia, para abordar tanto los síntomas centrales como los desafíos asociados, promoviendo así el desarrollo personal.

Remediación educativa

En el contexto del TDAH, la remediación educativa puede servir para cerrar las lagunas de conocimiento que han surgido debido a dificultades de concentración u otros desafíos relacionados con el TDAH. Ofrece la oportunidad de desarrollar estrategias de aprendizaje y así promover el desarrollo personal.

Terapia cognitivo-conductual

La terapia cognitivo-conductual ayuda a los adultos con TDAH a identificar y cambiar patrones de pensamiento y comportamientos desfavorables. Apoya el desarrollo de estrategias de afrontamiento para enfrentar los desafíos cotidianos que pueden surgir debido al TDAH, promoviendo así el desarrollo personal.

Perspectivas de Desarrollo Personal en el TDAH

Potencial, esfuerzo y plazo de los objetivos de desarrollo personal relacionados con el manejo del TDAH.

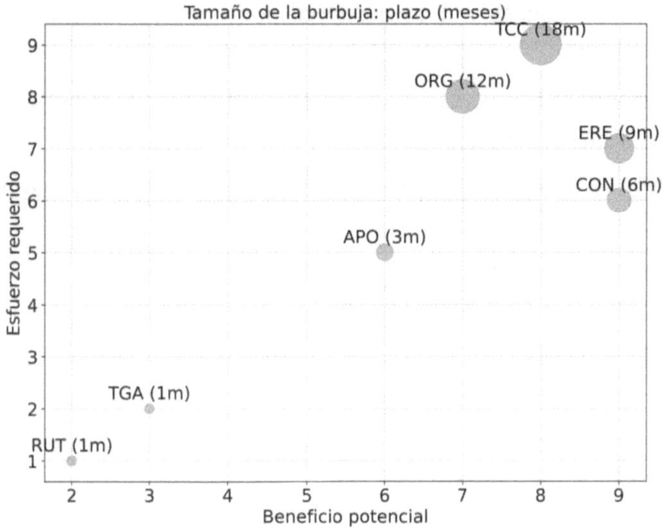

Blasengröße: Plazo (Meses)

APO: Grupos de apoyo

ERE: Regulación emocional

RUT: Construcción de rutinas

TGA: Aplicaciones de gestión del tiempo

CON: Práctica de atención plena

ORG: Habilidades de organización

TCC: Terapia cognitivo-conductual

Este gráfico visualiza la relación entre el esfuerzo y el beneficio potencial para varios objetivos de desarrollo personal en el contexto del TDAH. Las burbujas más grandes indican una mayor inversión de tiempo. Los objetivos en el cuadrante superior derecho ofrecen un alto potencial con un esfuerzo de moderado a alto, mientras que los del cuadrante inferior izquierdo son ganancias más rápidas con un menor impacto potencial. Aquellos en la parte superior izquierda representan un alto potencial pero una inversión de tiempo sustancial, lo que sugiere que pueden ser estrategias a largo plazo. El cuadrante inferior derecho indica actividades de bajo esfuerzo y baja recompensa, quizás adecuadas para mantener el impulso o experimentar con nuevos enfoques.

Consejos concretos

- Observe sus diálogos internos y nombre los bucles de pensamiento recurrentes para romperlos.
- Transforme las supuestas debilidades en fortalezas, dirigiendo el enfoque hacia el beneficio positivo (por ejemplo, la impaciencia como motor de impulso).
- Desarrolle un ritual personal para re-centrarse y reorientarse después de un comportamiento impulsivo.
- Entrene su autorregulación, tomando pausas conscientes antes de reaccionar a los estímulos.
- Elabore una lista de sus valores personales y revise regularmente si sus acciones están alineadas con estos valores.
- Visualice su rutina diaria ideal y experimente con diferentes rutinas para utilizar su energía de manera óptima.
- Reflexione sobre sus éxitos y fracasos sin juzgarse, y derive de ellos pasos de acción concretos.
- Utilice su creatividad para encontrar nuevos enfoques para problemas recurrentes.
- Defina sus límites personales y comuníquelos de manera clara y precisa.
- Practique la paciencia y la autocompasión, ya que el desarrollo personal es un proceso continuo.
- Celebre sus progresos y éxitos para fortalecer su motivación y confianza en sí mismo.

Revisión - 5. Autogestión

La autogestión en la adultez con TDAH representa un desafío particular, pero al mismo tiempo ofrece enormes oportunidades para una vida más plena y exitosa. Se trata de comprender las propias fortalezas y debilidades en el contexto del TDAH y desarrollar estrategias individuales para manejar el día a día de manera efectiva. El camino hacia ello comienza con la aceptación del diagnóstico, que a menudo se siente como encontrar una pieza faltante del rompecabezas y coloca comportamientos previamente inexplicables en un nuevo contexto. Esta aceptación libera de sentimientos de culpa y vergüenza y permite acercarse a uno mismo con más compasión. Aproveche sus fortalezas: su creatividad, espontaneidad y energía, y aprenda a utilizarlas de manera consciente.

Un componente central de la autogestión es la organización. Establezca un sistema de calendario y listas de tareas que se adapte a usted y que mantenga de manera constante, como un reloj que necesita ser dado cuerda regularmente. Defina prioridades claras, no basadas en la urgencia, sino en la importancia para sus objetivos personales. Tenga en cuenta sus recursos, como el tiempo y la energía, y ajuste su método de priorización si es necesario. Una rutina matutina estructurada puede ayudarle a comenzar el día con enfoque y liberar recursos cognitivos para tareas más importantes. Prepare su ropa la noche anterior, empaquete su bolso y planifique su desayuno para minimizar el estrés matutino y comenzar el día con más tranquilidad.

El control de impulsos y la regulación emocional son otros aspectos importantes. El entrenamiento en atención plena puede ayudarle a percibir sus emociones de manera más consciente y a controlar reacciones impulsivas. Practique detenerse en situaciones desafiantes, observar sus emociones y solo entonces reaccionar. Además, el ejercicio regular y el deporte pueden influir positivamente en su estabilidad emocional y flexibilidad cognitiva. Encuentre un deporte que disfrute e intégralo firmemente en su plan semanal. Si lucha con adicciones, es importante buscar ayuda profesional y abordar las dificultades subyacentes en el manejo de las emociones.

La auto-calma es una habilidad esencial que puede aprender y entrenar a través de diversas técnicas. Además de la atención plena y el deporte, la musicoterapia ofrece posibilidades prometedoras. Experimente con la música activa o la escucha pasiva para descubrir qué método le ayuda mejor a encontrar la calma y el equilibrio emocional. No dude en buscar apoyo de terapeutas, entrenadores o grupos de autoayuda. El intercambio con otros afectados puede proporcionarle valiosos impulsos y motivación.

La autogestión en el TDAH es un proceso individual y dinámico. No hay un camino único, sino muchas estrategias y métodos diferentes. Descubra qué funciona para usted y manténgase en ello. Celebre sus éxitos, sea indulgente consigo mismo ante los reveses y ajuste sus estrategias según sus necesidades. Con la actitud correcta y las herramientas adecuadas, no solo puede gestionar su TDAH, sino también utilizarlo como fuente de creatividad y energía, y llevar una vida plena.

Ofertas adicionales gratuitas planificadas

Nos complace poder ofrecerle en el futuro materiales complementarios gratuitos para este libro:

- Un capítulo bonus exclusivo con contenido adicional
- Un resumen compacto de todo el libro en formato PDF
- Una versión de radioteatro (En Planificación)

Se prevé que estos materiales se publiquen en 2025.
Le invitamos a visitar nuestro sitio web hoy mismo. Cuando se lance nuestro servicio de boletín (previsto para 2025), podrá registrarse para recibir actualizaciones y no perderse ninguna novedad sobre las ofertas adicionales gratuitas.

www.SaageBooks.com/es/tdah_en_adultos-bonus-JMABRN

Estimados lectores,

Nos sentimos profundamente honrados de que hayan dedicado tiempo a leer nuestro libro de principio a fin. Nuestro mayor deseo es proporcionarles ideas valiosas y orientación práctica. Su confianza en nuestro trabajo significa mucho para nosotros. Esperamos que la lectura haya sido enriquecedora para ustedes. Si tienen alguna pregunta o sugerencia, no duden en contactarnos a través de nuestro sitio web.

Si han disfrutado de este libro, agradeceríamos enormemente una reseña honesta. Pueden dejar fácilmente su valoración honesta en la plataforma de venta donde compraron el libro.
¡Gracias por su apoyo!

Bendis Saage

Saage Media GmbH - Equipo

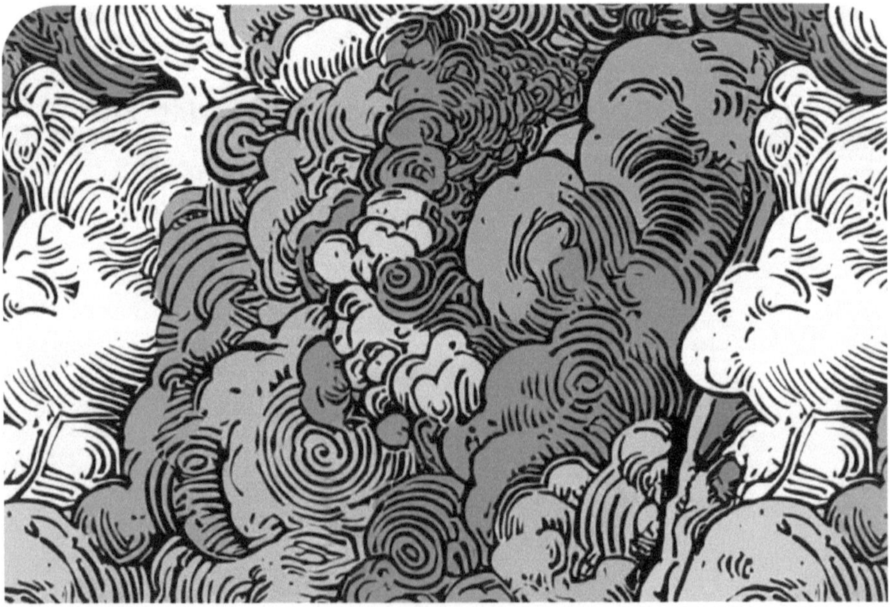

www.SaageBooks.com/es

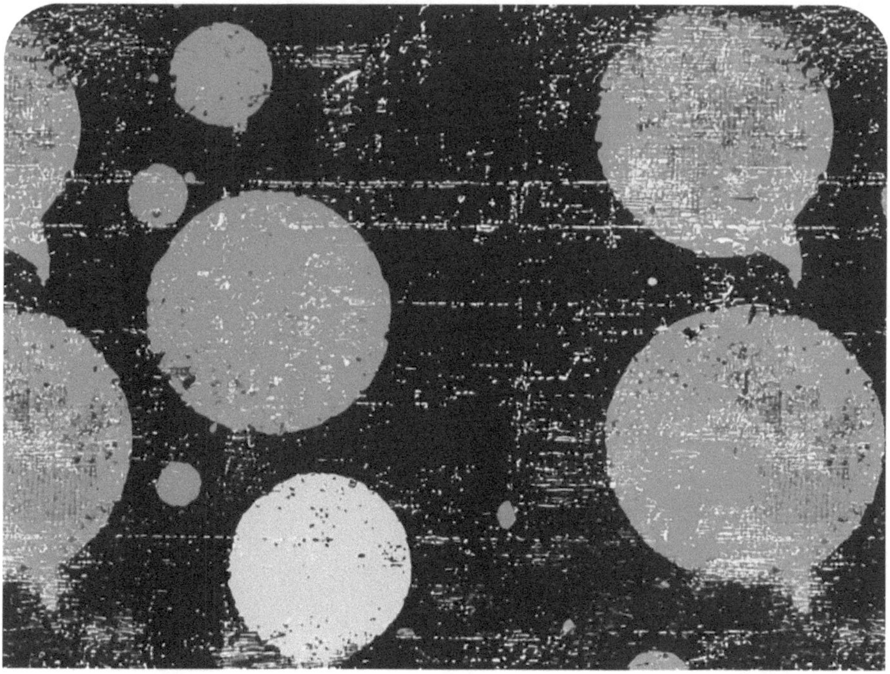

Fuentes

Nuestro sincero agradecimiento a todos los autores de las fuentes científicas y no científicas citadas, a los operadores de los sitios web referenciados y a los creadores de las imágenes, gráficos y estudios utilizados, cuyo valioso trabajo ha contribuido a la creación de este libro.

Para más información, le recomendamos visitar los sitios web de las fuentes.

Si descubre errores de asignación u otras inconsistencias, por favor contáctenos.

Todas las fuentes fueron consultadas por última vez el: 2025-02-17

[s1] - https://pmc.ncbi.nlm.nih.gov/articles/PMC7508636/

Autor:	Renate Drechsler, Silvia Brem, Daniel Brandeis, Edna Grünblatt, Gregor Berger, Susanne Walitza	**Título:**	ADHD: Current Concepts and Treatments in Children and Adolescents
por:	University Hospital of Psychiatry, University of Zurich; Neuroscience Center Zurich, Swiss Federal Institute of Technology and University of Zurich; Central Institute of Mental Health, Medical Faculty Mannheim/ Heidelberg University; Zurich Center for Integrative Human Physiology, University of Zurich	**DOI:**	10.1055/s-0040-1701658
Fecha:	2020 Jun 19	**Sitio web:**	PubMed Central (PMC)
Editorial:	Neuropediatrics		

[s2] - https://pmc.ncbi.nlm.nih.gov/articles/PMC181164/

Autor:	Andrew R Adesman	**Título:**	The Diagnosis and Management of Attention-Deficit/Hyperactivity Disorder in Pediatric Patients
por:	Schneider Children's Hospital	**DOI:**	10.4088/pcc.v03n0204
Fecha:	2001	**Sitio web:**	PubMed Central (PMC)
Editorial:	Primary Care Companion to The Journal of Clinical Psychiatry		

[s3] - https://pmc.ncbi.nlm.nih.gov/articles/PMC9616454/

Autor:	Elie Abdelnour, Madeline O Jansen, Jessica A Gold	**Título:**	ADHD Diagnostic Trends: Increased Recognition or Overdiagnosis?
por:	Washington University School of Medicine, University of California-Los Angeles	**Fecha:**	2022 Sep-Oct
Sitio web:	PubMed Central (PMC)	**Editorial:**	Missouri Medicine

[s4] - https://pmc.ncbi.nlm.nih.gov/articles/PMC5960089/

Autor:	Theresa S Emser, Blair A Johnston, J Douglas Steele, Sandra Kooij, Lisa Thorell, Hanna Christiansen	**Título:**	Assessing ADHD symptoms in children and adults: evaluating the role of objective measures
DOI:	10.1186/s12993-018-0143-x	**Fecha:**	2018 May 18
Sitio web:	PubMed Central (PMC)	**Editorial:**	Behavioral and Brain Functions : BBF

[s5] - https://pmc.ncbi.nlm.nih.gov/articles/PMC5613949/

Autor:	Margaret H Sibley, Stefany Coxe, Brooke SG Molina	**Título:**	Refining Diagnostic Procedures for Adults with Symptoms of ADHD: A Response to "Psychometrically-Informed Approach to Integration of Multiple Informant Ratings in Adult ADHD Diagnosis in a Community-Recruited Sample"
por:	Florida International University, University of Pittsburgh	**DOI:**	10.1177/1073191116676890
Fecha:	2016 Nov 19	**Sitio web:**	PubMed Central (PMC)
Editorial:	Assessment		

[s6] - https://pmc.ncbi.nlm.nih.gov/articles/PMC7422602/

Autor:	Susan Young, Nicoletta Adamo, Bryndís Björk Ásgeirsdóttir, Polly Branney, Michelle Beckett, William Colley, Sally Cubbin, Quinton Deeley, Emad Farrag, Gisli Gudjonsson, Peter Hill, Jack Hollingdale, Ozge Kilic, Tony Lloyd, Peter Mason, Eleni Paliokosta, Sri Perecherla, Jane Sedgwick, Caroline Skirrow, Kevin Tierney, Kobus van Rensburg, Emma Woodhouse	**Título:**	Females with ADHD: An expert consensus statement taking a lifespan approach providing guidance for the identification and treatment of attention-deficit/ hyperactivity disorder in girls and women
DOI:	10.1186/s12888-020-02707-9	**Fecha:**	2020 Aug 12
Sitio web:	PubMed Central (PMC)	**Editorial:**	BMC Psychiatry

[s7] - https://pmc.ncbi.nlm.nih.gov/articles/PMC7508636/

Autor:	Renate Drechsler, Silvia Brem, Daniel Brandeis, Edna Grünblatt, Gregor Berger, Susanne Walitza	**Título:**	ADHD: Current Concepts and Treatments in Children and Adolescents
DOI:	10.1055/s-0040-1701658	**Fecha:**	2020 Jun 19
Sitio web:	PubMed Central (PMC)	**Editorial:**	Neuropediatrics

[s8] - https://pmc.ncbi.nlm.nih.gov/articles/PMC9616454/

Autor:	Elie Abdelnour, Madeline O Jansen, Jessica A Gold	**Título:**	ADHD Diagnostic Trends: Increased Recognition or Overdiagnosis?
por:	Washington University School of Medicine, University of California-Los Angeles	**Fecha:**	2022 Sep-Oct
Sitio web:	PubMed Central (PMC)	**Editorial:**	Missouri Medicine

[s9] - https://pmc.ncbi.nlm.nih.gov/articles/PMC4301030/

Autor:	Steven D Targum, Lenard A Adler	**Título:**	Our Current Understanding of Adult ADHD
Fecha:	2014 Nov-Dec	**Sitio web:**	PubMed Central (PMC)
Editorial:	Innovations in Clinical Neuroscience		

[s10] - https://pmc.ncbi.nlm.nih.gov/articles/PMC8295111/

Autor:	Anselm B M Fuermaier, Lara Tucha, Marah Butzbach, Matthias Weisbrod, Steffen Aschenbrenner, Oliver Tucha	**Título:**	ADHD at the workplace: ADHD symptoms, diagnostic status, and work-related functioning
por:	University of Groningen	**DOI:**	10.1007/s00702-021-02309-z
Fecha:	2021 Feb 2	**Sitio web:**	PubMed Central (PMC)
Editorial:	Journal of Neural Transmission		

[s11] - https://pmc.ncbi.nlm.nih.gov/articles/PMC3724232/

Autor:	Timothy E Wilens, Thomas J Spencer	**Título:**	Understanding Attention-Deficit/ Hyperactivity Disorder From Childhood to Adulthood
por:	Clinical Research Program in Pediatric Psychopharmacology, Massachusetts General Hospital and Harvard Medical School, Boston, MA	**DOI:**	10.3810/pgm.2010.09.2206
Fecha:	2010 Sep	**Sitio web:**	PubMed Central (PMC)
Editorial:	Postgraduate medicine		

[s12] - https://pmc.ncbi.nlm.nih.gov/articles/PMC7422602/

Autor:	Susan Young, Nicoletta Adamo, Bryndís Björk Ásgeirsdóttir, Polly Branney, Michelle Beckett, William Colley, Sally Cubbin, Quinton Deeley, Emad Farrag, Gisli Gudjonsson, Peter Hill, Jack Hollingdale, Ozge Kilic, Tony Lloyd, Peter Mason, Eleni Paliokosta, Sri Perecherla, Jane Sedgwick, Caroline Skirrow, Kevin Tierney, Kobus van Rensburg, Emma Woodhouse	**Título:**	Females with ADHD: An expert consensus statement taking a lifespan approach providing guidance for the identification and treatment of attention-deficit/ hyperactivity disorder in girls and women
DOI:	10.1186/s12888-020-02707-9	**Fecha:**	2020 Aug 12
Sitio web:	PubMed Central (PMC)	**Editorial:**	BMC Psychiatry

[s13] - https://pmc.ncbi.nlm.nih.gov/articles/PMC3556723/

Autor:	Elizabeth E Van Voorhees, Kristina K Hardy, Scott H Kollins	**Título:**	Reliability and Validity of Self- and Other-Ratings of Symptoms of ADHD in Adults
por:	Duke University Medical Center	**DOI:**	10.1177/1087054709356163
Fecha:	2010 Apr 27	**Sitio web:**	PubMed Central (PMC)
Editorial:	Journal of attention disorders		

[s14] - https://pmc.ncbi.nlm.nih.gov/articles/PMC5291336/

Autor:	J Russell Ramsay	**Título:**	Assessment and monitoring of treatment response in adult ADHD patients: current perspectives
por:	University of Pennsylvania	**DOI:**	10.2147/NDT.S104706
Fecha:	2017 Jan 27	**Sitio web:**	PubMed Central (PMC)
Editorial:	Neuropsychiatric Disease and Treatment		

[s15] - https://pmc.ncbi.nlm.nih.gov/articles/PMC4403871/

Autor:	John T Mitchell, Lidia Zylowska, Scott H Kollins	**Título:**	Mindfulness Meditation Training for Attention-Deficit/Hyperactivity Disorder in Adulthood: Current Empirical Support, Treatment Overview, and Future Directions
DOI:	10.1016/j.cbpra.2014.10.002	**Fecha:**	2015 May
Sitio web:	PubMed Central (PMC)		

[s16] - https://pmc.ncbi.nlm.nih.gov/articles/PMC5036506/

Autor:	Ebba Du Rietz, Celeste HM Cheung, Gráinne McLoughlin, Daniel Brandeis, Tobias Banaschewski, Philip Asherson, Jonna Kuntsi	**Título:**	Self-report of ADHD shows limited agreement with objective markers of persistence and remittance
DOI:	10.1016/j.jpsychires.2016.07.020	**Fecha:**	2016 Nov
Sitio web:	PubMed Central (PMC)	**Editorial:**	Journal of Psychiatric Research

[s17] - https://pmc.ncbi.nlm.nih.gov/articles/PMC4631342/

Autor:	Beatrice Mörstedt, Salvatore Corbisiero, Hannes Bitto, Rolf-Dieter Stieglitz	**Título:**	Attention-Deficit/Hyperactivity Disorder (ADHD) in Adulthood: Concordance and Differences between Self- and Informant Perspectives on Symptoms and Functional Impairment
por:	University of Basel, University of Basel Psychiatric Clinics	**DOI:**	10.1371/journal.pone.0141342
Fecha:	2015 Nov 3	**Sitio web:**	PubMed Central (PMC)
Editorial:	PLoS ONE		

[s18] - https://pmc.ncbi.nlm.nih.gov/articles/PMC7082249/

Autor:	Holly Hodges, Casey Fealko, Neelkamal Soares	**Título:**	Autism spectrum disorder: definition, epidemiology, causes, and clinical evaluation
por:	Baylor College of Medicine, Texas Children's Hospital, Western Michigan University Homer Stryker MD School of Medicine	**DOI:**	10.21037/tp.2019.09.09
Fecha:	2020 Feb	**Sitio web:**	PubMed Central (PMC)
Editorial:	Translational Pediatrics		

[s19] - https://pmc.ncbi.nlm.nih.gov/articles/PMC8631971/

Autor:	Eesha Sharma, Lavanya P Sharma, Srinivas Balachander, Boyee Lin, Harshini Manohar, Puneet Khanna, Cynthia Lu, Kabir Garg, Tony Lazar Thomas, Anthony Chun Lam Au, Robert R Selles, Davíð R M A Hø jgaard, Gudmundur Skarphedinsson, S Evelyn Stewart	**Título:**	Comorbidities in Obsessive-Compulsive Disorder Across the Lifespan: A Systematic Review and Meta-Analysis
por:	National Institute of Mental Health and Neurosciences; University of British Columbia; Oxleas National Health Service (NHS) Foundation Trust; Aarhus University Hospital; University of Iceland	**DOI:**	10.3389/fpsyt.2021.703701
Fecha:	2021 Nov 11	**Sitio web:**	PubMed Central (PMC)
Editorial:	Frontiers in Psychiatry		

[s20] - https://pmc.ncbi.nlm.nih.gov/articles/PMC6379245/

Autor:	Barbara Franke, Giorgia Michelini, Philip Asherson, Tobias Banaschewski, Andrea Bilbow, Jan K Buitelaar, Bru Cormand, Stephen V Faraone, Ylva Ginsberg, Jan Haavik, Jonna Kuntsi, Henrik Larsson, Klaus-Peter Lesch, J Antoni Ramos-Quiroga, János M Réthelyi, Marta Ribases, Andreas Reif	**Título:**	Live fast, die young? A review on the developmental trajectories of ADHD across the lifespan
por:	Radboud University Medical Center, King's College London, Central Institute of Mental Health, Attention Deficit Disorder Information and Support Service (ADDISS), Radboud University Medical Center, Universitat de Barcelona, State University of New York Upstate Medical University, University of Bergen, Karolinska Institutet, University of Würzburg, Hospital Universitari Vall d'Hebron, Semmelweis University, University Hospital Frankfurt	**DOI:**	10.1016/j.euroneuro.2018.08.001
Fecha:	2018 Oct	**Sitio web:**	PubMed Central (PMC)
Editorial:	European Neuropsychopharmacology		

[s21] - https://pmc.ncbi.nlm.nih.gov/articles/PMC10887101/

Autor:	Manon Toutain, Nicolas Dollion, Laurence Henry, Marine Grandgeorge	**Título:**	How Do Children and Adolescents with ASD Look at Animals? A Scoping Review
DOI:	10.3390/children11020211	**Fecha:**	2024 Feb 6
Sitio web:	PubMed Central (PMC)	**Editorial:**	MDPI

[s22] - https://www.ncbi.nlm.nih.gov/books/NBK573609/

Autor:	Ronan Lordan, Cristiano Storni, Chiara Alessia De Benedictis	**Título:**	Autism Spectrum Disorders: Diagnosis and Treatment
por:	National Center for Biotechnology Information (NCBI)	**DOI:**	10.36255/exonpublications.autismspectrumdisorders.2021.diagnosis
Fecha:	2021/08/20	**Sitio web:**	NCBI Bookshelf
Editorial:	Exon Publications		

[s23] - https://pmc.ncbi.nlm.nih.gov/articles/PMC3874265/

Autor:	Susan E Sprich, Laura E Knouse, Christine Cooper-Vince, Jennifer Burbridge, Steven A Safren	**Título:**	Description and Demonstration of CBT for ADHD in Adults
por:	Massachusetts General Hospital and Harvard Medical School	**DOI:**	10.1016/j.cbpra.2009.09.002
Fecha:	2012 Feb 1	**Sitio web:**	PubMed Central (PMC)

[s24] - https://pmc.ncbi.nlm.nih.gov/articles/PMC7732033/

Autor:	Nancy Doyle	**Título:**	Neurodiversity at work: a biopsychosocial model and the impact on working adults
por:	Department of Organizational Psychology, Birkbeck University of London, London, UK	**DOI:**	10.1093/bmb/ldaa021
Fecha:	2020 Sep 30	**Sitio web:**	PubMed Central (PMC)
Editorial:	British Medical Bulletin		

[s25] - https://www.mdpi.com/1660-4601/20/4/3098

Autor:	Christian Mette	**Título:**	Time Perception in Adult ADHD: Findings from a Decade—A Review
por:	Multidisciplinary Digital Publishing Institute	**DOI:**	10.3390/ijerph20043098
Fecha:	2023-02-10	**Sitio web:**	mdpi.com
Editorial:	Multidisciplinary Digital Publishing Institute		

[s26] - https://pmc.ncbi.nlm.nih.gov/articles/PMC6494390/

Autor:	Pablo Luis Lopez, Fernando Manuel Torrente, Agustín Ciapponi, Alicia Graciela Lischinsky, Marcelo Cetkovich-Bakmas, Juan Ignacio Rojas, Marina Romano, Facundo F Manes	**Título:**	Cognitive-behavioural interventions for attention deficit hyperactivity disorder (ADHD) in adults
por:	Institute of Cognitive and Translational Neuroscience (INCyT), INECO Foundation, Favaloro University, Laboratory of Psychopathology Research, Institute for Clinical Effectiveness and Health Policy (IECS-CONICET), Argentine Cochrane Centre, Hospital Italiano Buenos Aires, Neurology Department	**DOI:**	10.1002/14651858.CD010840.pub2
Fecha:	2018 Mar 23	**Sitio web:**	PubMed Central (PMC)
Editorial:	The Cochrane Database of Systematic Reviews		

[s27] - https://pmc.ncbi.nlm.nih.gov/articles/PMC7543894/

Autor: Helena Jahncke, David M Hallman
Título: Objective measures of cognitive performance in activity based workplaces and traditional office types
por: University of Gävle, Sweden
DOI: 10.1016/j.jenvp.2020.101503
Fecha: 2020 Oct 8
Sitio web: PubMed Central (PMC)
Editorial: Journal of Environmental Psychology

[s28] - https://pmc.ncbi.nlm.nih.gov/articles/PMC3552974/

Autor: Sjan-Mari van Niekerk, Quinette Abigail Louw, Susan Hillier
Título: The effectiveness of a chair intervention in the workplace to reduce musculoskeletal symptoms. A systematic review
por: Stellenbosch University; University of South Australia
DOI: 10.1186/1471-2474-13-145
Fecha: 2012 Aug 13
Sitio web: PubMed Central (PMC)
Editorial: BMC Musculoskeletal Disorders

[s29] - https://pmc.ncbi.nlm.nih.gov/articles/PMC8856522/

Autor: Danielle M Beaton, Fuschia Sirois, Elizabeth Milne
Título: Experiences of criticism in adults with ADHD: A qualitative study
por: The University of Sheffield
DOI: 10.1371/journal.pone.0263366
Fecha: 2022 Feb 18
Sitio web: PubMed Central (PMC)
Editorial: PLoS ONE

[s30] - https://pmc.ncbi.nlm.nih.gov/articles/PMC9663290/

Autor: Claire de Oliveira, Makeila Saka, Lauren Bone, Rowena Jacobs
Título: The Role of Mental Health on Workplace Productivity: A Critical Review of the Literature
por: Centre for Health Economics, University of York; Hull York Medical School; Institute for Mental Health Policy Research, Centre for Addiction and Mental Health; Institute of Health Policy, Management and Evaluation, University of Toronto
DOI: 10.1007/s40258-022-00761-w
Fecha: 2022 Nov 15
Sitio web: PubMed Central (PMC)
Editorial: Applied Health Economics and Health Policy

[s31] - https://pmc.ncbi.nlm.nih.gov/articles/PMC9443814/

Autor: Kirsty Lauder, Almuth McDowall, Harriet R Tenenbaum
Título: A systematic review of interventions to support adults with ADHD at work—Implications from the paucity of context-specific research for theory and practice
DOI: 10.3389/fpsyg.2022.893469
Fecha: 2022 Aug 22
Sitio web: PubMed Central (PMC)
Editorial: Frontiers in Psychology

[s32] - https://pmc.ncbi.nlm.nih.gov/articles/PMC7732033/

Autor:	Nancy Doyle	**Título:**	Neurodiversity at work: a biopsychosocial model and the impact on working adults
por:	Department of Organizational Psychology, Birkbeck University of London, London, UK	**DOI:**	10.1093/bmb/ldaa021
Fecha:	2020 Sep 30	**Sitio web:**	PubMed Central (PMC)
Editorial:	British Medical Bulletin		

[s33] - https://pmc.ncbi.nlm.nih.gov/articles/PMC9443814/

Autor:	Kirsty Lauder, Almuth McDowall, Harriet R Tenenbaum	**Título:**	A systematic review of interventions to support adults with ADHD at work —Implications from the paucity of context-specific research for theory and practice
por:	Centre for Neurodiversity Research at Work, Birkbeck College, London, United Kingdom; School of Psychology, University of Surrey, Surrey, United Kingdom	**DOI:**	10.3389/fpsyg.2022.893469
Fecha:	2022 Aug 22	**Sitio web:**	PubMed Central (PMC)
Editorial:	Frontiers in Psychology		

[s34] - https://pmc.ncbi.nlm.nih.gov/articles/PMC9109782/

Autor:	Tristan J Philippe, Naureen Sikder, Anna Jackson, Maya E Koblanski, Eric Liow, Andreas Pilarinos, Krisztina Vasarhelyi	**Título:**	Digital Health Interventions for Delivery of Mental Health Care: Systematic and Comprehensive Meta-Review
por:	The University of British Columbia, Vancouver Community College, Simon Fraser University, Vancouver Coastal Health Research Institute	**DOI:**	10.2196/35159
Fecha:	2022 May 12	**Sitio web:**	PubMed Central (PMC)
Editorial:	JMIR Mental Health		

[s35] - https://pmc.ncbi.nlm.nih.gov/articles/PMC9616454/

Autor:	Elie Abdelnour, Madeline O Jansen, Jessica A Gold	**Título:**	ADHD Diagnostic Trends: Increased Recognition or Overdiagnosis?
Fecha:	2022 Sep-Oct	**Sitio web:**	PubMed Central (PMC)
Editorial:	Missouri Medicine		

[s36] - https://pmc.ncbi.nlm.nih.gov/articles/PMC3724232/

Autor:	Timothy E Wilens, Thomas J Spencer	**Título:**	Understanding Attention-Deficit/ Hyperactivity Disorder From Childhood to Adulthood
por:	Clinical Research Program in Pediatric Psychopharmacology, Massachusetts General Hospital and Harvard Medical School, Boston, MA	**DOI:**	10.3810/pgm.2010.09.2206
Fecha:	2010 Sep	**Sitio web:**	PubMed Central (PMC)
Editorial:	Postgraduate medicine		

[s37] - https://pmc.ncbi.nlm.nih.gov/articles/PMC7315868/

Autor:	Bartosz Helfer, Natali Bozhilova, Ruth E Cooper, Joanna I Douzenis, Stefanos Maltezos, Philip Asherson	**Título:**	The key role of daytime sleepiness in cognitive functioning of adults with attention deficit hyperactivity disorder
DOI:	10.1192/j.eurpsy.2020.28	**Fecha:**	2020 Mar 5
Sitio web:	PubMed Central (PMC)	**Editorial:**	European Psychiatry : the journal of the Association of European Psychiatrists

[s38] - https://pmc.ncbi.nlm.nih.gov/articles/PMC6406620/

Autor:	Consuelo M Kreider, Sharon Medina, Mackenzi R Slamka	**Título:**	Strategies for Coping with Time-Related and Productivity Challenges of Young People with Learning Disabilities and Attention-Deficit/ Hyperactivity Disorder
por:	University of Florida	**DOI:**	10.3390/children6020028
Fecha:	2019 Feb 13	**Sitio web:**	PubMed Central (PMC)
Editorial:	MDPI		

[s39] - https://pubmed.ncbi.nlm.nih.gov/20051220/

Autor:	Faraone SV, Glatt SJ	**Título:**	A comparison of the efficacy of medications for adult attention-deficit/ hyperactivity disorder using meta-analysis of effect sizes
DOI:	10.4088/JCP.08m04902pur	**Fecha:**	2010 Jun
Sitio web:	PubMed	**Editorial:**	J Clin Psychiatry

[s40] - https://www.nimh.nih.gov/health/topics/mental-health-medications

Título:	Mental Health Medications	**por:**	National Institute of Mental Health (NIMH)
Sitio web:	National Institute of Mental Health (NIMH)		

[s41] - https://pmc.ncbi.nlm.nih.gov/articles/PMC2518387/

Autor:	Dusan Kolar, Amanda Keller, Maria Golfinopoulos, Lucy Cumyn, Cassidy Syer, Lily Hechtman	**Título:**	Treatment of adults with attention-deficit/hyperactivity disorder
por:	Department of Psychiatry, Montreal Children's Hospital, McGill University, Montreal, Canada	**DOI:**	10.2147/ndt.s6985
Fecha:	2008 Apr	**Sitio web:**	PubMed Central (PMC)
Editorial:	Neuropsychiatric Disease and Treatment		

[s42] - https://pmc.ncbi.nlm.nih.gov/articles/PMC8369907/

Autor:	Le Zhang, Andreas Reif, Ebba Du Rietz, Tyra Lagerberg, Agnieszka Butwicka, Brian M D'Onofrio, Kristina Johnell, Nancy L Pedersen, Henrik Larsson, Zheng Chang	**Título:**	Comedication and Polypharmacy With ADHD Medications in Adults: A Swedish Nationwide Study
por:	Karolinska Institutet, Goethe University Frankfurt, Medical University of Warsaw, Stockholm County Council, Indiana University, Ö rebro University	**DOI:**	10.1177/1087054720923725
Fecha:	2020 Jun 1	**Sitio web:**	PubMed Central (PMC)
Editorial:	Journal of Attention Disorders		

[s43] - https://www.ncbi.nlm.nih.gov/books/NBK507808/

Autor:	Nazila Sharbaf Shoar, Raman Marwaha, Mohammed Molla	**Título:**	Dextroamphetamine-Amphetamine
por:	StatPearls Publishing	**Fecha:**	2023/05/23
Sitio web:	NCBI Bookshelf	**Editorial:**	StatPearls Publishing

[s44] - https://pmc.ncbi.nlm.nih.gov/articles/PMC3617926/

Autor:	Minal R Patel, Melissa A Valerio, Mary R Janevic, Z Molly Gong, Georgiana Sanders, Lara J Thomas, Noreen M Clark	**Título:**	Long-term effects of negotiated treatment plans on self-management behaviors and satisfaction with care among women with asthma
por:	Center for Managing Chronic Disease, University of Michigan	**DOI:**	10.3109/02770903.2012.743151
Fecha:	2012 Nov 28	**Sitio web:**	PubMed Central (PMC)
Editorial:	The Journal of asthma : official journal of the Association for the Care of Asthma		

[s45] - https://pmc.ncbi.nlm.nih.gov/articles/PMC2518387/

Autor:	Dusan Kolar, Amanda Keller, Maria Golfinopoulos, Lucy Cumyn, Cassidy Syer, Lily Hechtman	**Título:**	Treatment of adults with attention-deficit/hyperactivity disorder
por:	Department of Psychiatry, Montreal Children's Hospital, McGill University, Montreal, Canada	**DOI:**	10.2147/ndt.s6985
Fecha:	2008 Apr	**Sitio web:**	PubMed Central (PMC)
Editorial:	Neuropsychiatric Disease and Treatment		

[s46] - https://pmc.ncbi.nlm.nih.gov/articles/PMC3733520/

Autor:	Jonathan R Stevens, Timothy E Wilens, Theodore A Stern	**Título:**	Using Stimulants for Attention-Deficit/Hyperactivity Disorder: Clinical Approaches and Challenges
por:	PubMed Central (PMC)	**DOI:**	10.4088/PCC.12f01472
Fecha:	2013 Mar 28	**Sitio web:**	PubMed Central (PMC)
Editorial:	The Primary Care Companion for CNS Disorders		

[s47] - https://pmc.ncbi.nlm.nih.gov/articles/PMC2670101/
Autor: Steven M Berman, Ronald Kuczenski, James T McCracken, Edythe D London
Título: Potential Adverse Effects of Amphetamine Treatment on Brain and Behavior: A Review
por: University of California Los Angeles; University of California San Diego
DOI: 10.1038/mp.2008.90
Fecha: 2008 Aug 12
Sitio web: PubMed Central (PMC)

[s48] - https://www.nimh.nih.gov/health/topics/mental-health-medications
Título: Mental Health Medications
por: National Institute of Mental Health (NIMH)
Sitio web: National Institute of Mental Health (NIMH)

[s49] - https://pmc.ncbi.nlm.nih.gov/articles/PMC3441938/
Autor: Mark A Stein, Margaret Weiss, Laura Hlavaty
Título: ADHD Treatments, Sleep, and Sleep Problems: Complex Associations
por: National Library of Medicine (NLM); National Institutes of Health (NIH); HHS
DOI: 10.1007/s13311-012-0130-0
Fecha: 2012 Jun 21
Sitio web: PubMed Central (PMC)
Editorial: Neurotherapeutics

[s50] - https://www.ncbi.nlm.nih.gov/books/NBK493234/
Autor: Douglas Fedder, Himanshu Patel, Abdolreza Saadabadi
Título: Atomoxetine
por: StatPearls Publishing
Fecha: 2023/03/27
Sitio web: NCBI Bookshelf
Editorial: StatPearls Publishing

[s51] - https://pmc.ncbi.nlm.nih.gov/articles/PMC2628311/
Autor: Laura E Knouse, Christine Cooper-Vince, Susan Sprich, Steven A Safren
Título: Recent developments in the psychosocial treatment of adult ADHD
por: Massachusetts General Hospital and Harvard Medical School
DOI: 10.1586/14737175.8.10.1537
Fecha: 2008 Oct
Sitio web: PubMed Central (PMC)
Editorial: Expert review of neurotherapeutics

[s52] - https://www.ncbi.nlm.nih.gov/books/NBK470241/
Autor: Suma P. Chand, Daniel P. Kuckel, Martin R. Huecker
Título: Cognitive Behavior Therapy
por: StatPearls Publishing
Fecha: 2023/05/23
Sitio web: NCBI Bookshelf
Editorial: StatPearls Publishing

[s53] - https://pmc.ncbi.nlm.nih.gov/articles/PMC6494390/
Autor: Pablo Luis Lopez, Fernando Manuel Torrente, Agustín Ciapponi, Alicia Graciela Lischinsky, Marcelo Cetkovich-Bakmas, Juan Ignacio Rojas, Marina Romano, Facundo F Manes
Título: Cognitive-behavioural interventions for attention deficit hyperactivity disorder (ADHD) in adults
DOI: 10.1002/14651858.CD010840.pub2
Fecha: 2018 Mar 23
Sitio web: PubMed Central (PMC)
Editorial: The Cochrane Database of Systematic Reviews

[s54] - https://pmc.ncbi.nlm.nih.gov/articles/PMC3874265/

Autor:	Susan E Sprich, Laura E Knouse, Christine Cooper-Vince, Jennifer Burbridge, Steven A Safren	**Título:**	Description and Demonstration of CBT for ADHD in Adults
por:	Massachusetts General Hospital and Harvard Medical School	**DOI:**	10.1016/j.cbpra.2009.09.002
Fecha:	2012 Feb 1	**Sitio web:**	PubMed Central (PMC)
Editorial:	Cognitive and behavioral practice		

[s55] - https://pmc.ncbi.nlm.nih.gov/articles/PMC7082245/

Autor:	Mahesh Shrestha, Julianna Lautenschleger, Neelkamal Soares	**Título:**	Non-pharmacologic management of attention-deficit/hyperactivity disorder in children and adolescents: a review
por:	Western Michigan University Homer Stryker M.D. School of Medicine	**DOI:**	10.21037/tp.2019.10.01
Fecha:	2020 Feb	**Sitio web:**	PMC (PubMed Central)
Editorial:	Translational Pediatrics		

[s56] - https://pmc.ncbi.nlm.nih.gov/articles/PMC2518387/

Autor:	Dusan Kolar, Amanda Keller, Maria Golfinopoulos, Lucy Cumyn, Cassidy Syer, Lily Hechtman	**Título:**	Treatment of adults with attention-deficit/hyperactivity disorder
por:	Department of Psychiatry, Montreal Children's Hospital, McGill University, Montreal, Canada	**DOI:**	10.2147/ndt.s6985
Fecha:	2008 Apr	**Sitio web:**	PubMed Central (PMC)
Editorial:	Neuropsychiatric Disease and Treatment		

[s57] - https://pmc.ncbi.nlm.nih.gov/articles/PMC2909688/

Autor:	Laura E Knouse, Steven A Safren	**Título:**	Current Status of Cognitive Behavioral Therapy for Adult Attention-Deficit Hyperactivity Disorder
por:	Massachusetts General Hospital and Harvard Medical School	**DOI:**	10.1016/j.psc.2010.04.001
Fecha:	2010 Sep	**Sitio web:**	PubMed Central (PMC)
Editorial:	The Psychiatric clinics of North America		

[s58] - https://pmc.ncbi.nlm.nih.gov/articles/PMC6494390/

Autor:	Pablo Luis Lopez, Fernando Manuel Torrente, Agustín Ciapponi, Alicia Graciela Lischinsky, Marcelo Cetkovich-Bakmas, Juan Ignacio Rojas, Marina Romano, Facundo F Manes	**Título:**	Cognitive-behavioural interventions for attention deficit hyperactivity disorder (ADHD) in adults
por:	PubMed Central (PMC)	**DOI:**	10.1002/14651858.CD010840.pub2
Fecha:	2018 Mar 23	**Sitio web:**	PubMed Central (PMC)
Editorial:	The Cochrane Database of Systematic Reviews		

[s59] - https://pmc.ncbi.nlm.nih.gov/articles/PMC10091126/

Autor:	Michael O Ogundele, Hani F Ayyash	**Título:**	ADHD in children and adolescents: Review of current practice of non-pharmacological and behavioural management
por:	Bridgewater Community Healthcare NHS Foundation Trust; Mid and South Essex University Hospitals Group, University Hospital NHS Foundation Trust	**DOI:**	10.3934/publichealth.2023004
Fecha:	2023 Feb 7	**Sitio web:**	PMC (PubMed Central)
Editorial:	AIMS Public Health		

[s60] - https://pmc.ncbi.nlm.nih.gov/articles/PMC8489050/

Autor:	Mutsuhiro Nakao, Kentaro Shirotsuki, Nagisa Sugaya	**Título:**	Cognitive–behavioral therapy for management of mental health and stress-related disorders: Recent advances in techniques and technologies
DOI:	10.1186/s13030-021-00219-w	**Fecha:**	2021 Oct 3
Sitio web:	PubMed Central (PMC)	**Editorial:**	BioPsychoSocial Medicine

[s61] - https://pmc.ncbi.nlm.nih.gov/articles/PMC7082245/

Autor:	Mahesh Shrestha, Julianna Lautenschleger, Neelkamal Soares	**Título:**	Non-pharmacologic management of attention-deficit/hyperactivity disorder in children and adolescents: a review
por:	Western Michigan University Homer Stryker M.D. School of Medicine	**DOI:**	10.21037/tp.2019.10.01
Fecha:	2020 Feb	**Sitio web:**	PubMed Central (PMC)
Editorial:	Translational Pediatrics		

[s62] - https://pmc.ncbi.nlm.nih.gov/articles/PMC7476461/

Autor:	Melissa E Phuphanich, Jonathan Droessler, Lisa Altman, Blessen C Eapen	**Título:**	Movement-Based Therapies in Rehabilitation
por:	VA Greater Los Angeles Health Care System; University of California Los Angeles (UCLA)	**DOI:**	10.1016/j.pmr.2020.07.002
Fecha:	2020 Sep 7	**Sitio web:**	PubMed Central (PMC)

[s63] - https://pmc.ncbi.nlm.nih.gov/articles/PMC8276649/

Autor:	Marie Kuhfuß, Tobias Maldei, Andreas Hetmanek, Nicola Baumann	**Título:**	Somatic experiencing – effectiveness and key factors of a body-oriented trauma therapy: a scoping literature review
por:	University of Trier; Technical University of Munich(TUM)	**DOI:**	10.1080/20008198.2021.1929023
Fecha:	2021 Jul 12	**Sitio web:**	PubMed Central (PMC)
Editorial:	European Journal of Psychotraumatology		

[s64] - https://pmc.ncbi.nlm.nih.gov/articles/PMC4403871/

Autor:	John T Mitchell, Lidia Zylowska, Scott H Kollins	**Título:**	Mindfulness Meditation Training for Attention-Deficit/Hyperactivity Disorder in Adulthood: Current Empirical Support, Treatment Overview, and Future Directions
por:	Duke University Medical Center, Department of Psychiatry and Behavioral Sciences; University of California Santa Cruz; University of California Los Angeles	**DOI:**	10.1016/j.cbpra.2014.10.002
Fecha:	2015 May	**Sitio web:**	PubMed Central (PMC)
Editorial:	Cognitive and behavioral practice		

[s65] - https://pmc.ncbi.nlm.nih.gov/articles/PMC7082245/

Autor:	Mahesh Shrestha, Julianna Lautenschleger, Neelkamal Soares	**Título:**	Non-pharmacologic management of attention-deficit/hyperactivity disorder in children and adolescents: a review
por:	Western Michigan University Homer Stryker M.D. School of Medicine	**DOI:**	10.21037/tp.2019.10.01
Fecha:	2020 Feb	**Sitio web:**	PubMed Central (PMC)
Editorial:	Translational Pediatrics		

[s66] - https://pmc.ncbi.nlm.nih.gov/articles/PMC6823216/

Autor:	Thawatchai Krisanaprakornkit, Chetta Ngamjarus, Chartree Witoonchart, Nawanant Piyavhatkul	**Título:**	Meditation therapies for attention-deficit/hyperactivity disorder (ADHD)
DOI:	10.1002/14651858.CD006507.pub2	**Fecha:**	2010 Jun 16
Sitio web:	PubMed Central (PMC)	**Editorial:**	The Cochrane Database of Systematic Reviews

[s67] - https://pmc.ncbi.nlm.nih.gov/articles/PMC7082245/

Autor:	Mahesh Shrestha, Julianna Lautenschleger, Neelkamal Soares	**Título:**	Non-pharmacologic management of attention-deficit/hyperactivity disorder in children and adolescents: a review
por:	Western Michigan University Homer Stryker M.D. School of Medicine	**DOI:**	10.21037/tp.2019.10.01
Fecha:	2020 Feb	**Sitio web:**	PMC
Editorial:	Translational Pediatrics		

[s68] - https://www.nimh.nih.gov/health/publications/adhd-what-you-need-to-know

Título:	ADHD in Adults: 4 Things to Know	**por:**	National Institute of Mental Health (NIMH)
Sitio web:	National Institute of Mental Health (NIMH)		

[s69] - https://pmc.ncbi.nlm.nih.gov/articles/PMC3874265/

Autor:	Susan E Sprich, Laura E Knouse, Christine Cooper-Vince, Jennifer Burbridge, Steven A Safren	**Título:**	Description and Demonstration of CBT for ADHD in Adults
por:	Massachusetts General Hospital and Harvard Medical School	**DOI:**	10.1016/j.cbpra.2009.09.002
Fecha:	2012 Feb 1	**Sitio web:**	PubMed Central (PMC)
Editorial:	Cognitive and behavioral practice		

[s70] - https://pmc.ncbi.nlm.nih.gov/articles/PMC6494390/
Autor: Pablo Luis Lopez, Fernando Manuel Torrente, Agustín Ciapponi, Alicia Graciela Lischinsky, Marcelo Cetkovich-Bakmas, Juan Ignacio Rojas, Marina Romano, Facundo F Manes
Título: Cognitive-behavioural interventions for attention deficit hyperactivity disorder (ADHD) in adults
DOI: 10.1002/14651858.CD010840.pub2
Fecha: 2018 Mar 23
Sitio web: PubMed Central (PMC)
Editorial: The Cochrane Database of Systematic Reviews

[s71] - https://pmc.ncbi.nlm.nih.gov/articles/PMC10173356/
Autor: Alisa R Kosheleff, Oren Mason, Rakesh Jain, Jennifer Koch, Jonathan Rubin
Título: Functional Impairments Associated With ADHD in Adulthood and the Impact of Pharmacological Treatment
por: Supernus Pharmaceuticals, Inc., Attention MD, Michigan State University College of Human Medicine, Texas Tech University School of Medicine
DOI: 10.1177/10870547231158572
Fecha: 2023 Mar 6
Sitio web: PubMed Central (PMC)
Editorial: Journal of Attention Disorders

[s72] - https://pmc.ncbi.nlm.nih.gov/articles/PMC2909688/
Autor: Laura E Knouse, Steven A Safren
Título: Current Status of Cognitive Behavioral Therapy for Adult Attention-Deficit Hyperactivity Disorder
por: Massachusetts General Hospital and Harvard Medical School
DOI: 10.1016/j.psc.2010.04.001
Fecha: 2010 Sep
Sitio web: PubMed Central (PMC)
Editorial: The Psychiatric clinics of North America

[s73] - https://pmc.ncbi.nlm.nih.gov/articles/PMC3724232/
Autor: Timothy E Wilens, Thomas J Spencer
Título: Understanding Attention-Deficit/Hyperactivity Disorder From Childhood to Adulthood
por: Clinical Research Program in Pediatric Psychopharmacology, Massachusetts General Hospital and Harvard Medical School, Boston, MA
DOI: 10.3810/pgm.2010.09.2206
Fecha: 2010 Sep
Sitio web: PubMed Central (PMC)
Editorial: Postgraduate medicine

[s74] - https://pmc.ncbi.nlm.nih.gov/articles/PMC5617155/
Autor: Carlos Canela, Anna Buadze, Anish Dube, Dominique Eich, Michael Liebrenz
Título: Skills and compensation strategies in adult ADHD – A qualitative study
por: PubMed Central (PMC)
DOI: 10.1371/journal.pone.0184964
Fecha: 2017 Sep 27
Sitio web: pmc.ncbi.nlm.nih.gov
Editorial: PLoS ONE

[s75] - https://pmc.ncbi.nlm.nih.gov/articles/PMC10173356/

Autor:	Alisa R Kosheleff, Oren Mason, Rakesh Jain, Jennifer Koch, Jonathan Rubin	**Título:**	Functional Impairments Associated With ADHD in Adulthood and the Impact of Pharmacological Treatment
por:	Supernus Pharmaceuticals, Inc., Attention MD, Michigan State University College of Human Medicine, Texas Tech University School of Medicine	**DOI:**	10.1177/10870547231158572
Fecha:	2023 Mar 6	**Sitio web:**	PMC
Editorial:	SAGE Publications		

[s76] - https://pmc.ncbi.nlm.nih.gov/articles/PMC8818094/

Autor:	Nadia Butler, Zara Quigg, Rebecca Bates, Lisa Jones, Emma Ashworth, Steve Gowland, Margaret Jones	**Título:**	The Contributing Role of Family, School, and Peer Supportive Relationships in Protecting the Mental Wellbeing of Children and Adolescents
por:	Public Health Institute, Liverpool John Moores University; School of Psychology, Liverpool John Moores University; Sefton Council	**DOI:**	10.1007/s12310-022-09502-9
Fecha:	2022 Feb 6	**Sitio web:**	PMC (PubMed Central)

[s77] - https://pubmed.ncbi.nlm.nih.gov/33067364/

Autor:	Dziura SL;Thompson JC	**Título:**	Temporal Dynamics of the Neural Representation of Social Relationships
DOI:	10.1523/JNEUROSCI.2818-19.2020	**Fecha:**	11/18/2020
Sitio web:	PubMed	**Editorial:**	J Neurosci

[s78] - https://pmc.ncbi.nlm.nih.gov/articles/PMC3150158/

Autor:	Debra Umberson, Jennifer Karas Montez	**Título:**	Social Relationships and Health: A Flashpoint for Health Policy
por:	National Center for Biotechnology Information (NCBI)	**DOI:**	10.1177/0022146510383501
Fecha:	2010	**Sitio web:**	PubMed Central (PMC)
Editorial:	Journal of health and social behavior		

[s79] - https://pmc.ncbi.nlm.nih.gov/articles/PMC6388234/

Autor:	Viniece Jennings, Omoshalewa Bamkole	**Título:**	The Relationship between Social Cohesion and Urban Green Space: An Avenue for Health Promotion
por:	USDA Forest Service, Emory University	**DOI:**	10.3390/ijerph16030452
Fecha:	2019 Feb 4	**Sitio web:**	PubMed Central (PMC)
Editorial:	International Journal of Environmental Research and Public Health		

[s80] - https://pmc.ncbi.nlm.nih.gov/articles/PMC5480897/

Autor:	Brooke C Feeney, Nancy L Collins	**Título:**	New Look at Social Support: A Theoretical Perspective on Thriving through Relationships
DOI:	10.1177/1088868314544222	**Fecha:**	2014 Aug 14
Sitio web:	PubMed Central (PMC)		

[s81] - https://pubmed.ncbi.nlm.nih.gov/16451502/

Autor:	L McKeown	**Título:**	Social relations and breath odour
por:	National Center for Biotechnology Information (NCBI)	**DOI:**	10.1034/j.1601-5037.2003.00056.x
Fecha:	2003 Nov	**Sitio web:**	PubMed
Editorial:	Int J Dent Hyg		

[s82] - https://pmc.ncbi.nlm.nih.gov/articles/PMC10156575/

Autor:	Michelle Ogrodnik, Sameena Karsan, Brandon Malamis, Matthew Kwan, Barbara Fenesi, Jennifer J Heisz	**Título:**	Exploring Barriers and Facilitators to Physical Activity in Adults with ADHD: A Qualitative Investigation
por:	PMC (PubMed Central)	**DOI:**	10.1007/s10882-023-09908-6
Fecha:	2023 May 4	**Sitio web:**	PMC (PubMed Central)
Editorial:	Journal of Developmental and Physical Disabilities		

[s83] - https://pmc.ncbi.nlm.nih.gov/articles/PMC10819297/

Autor:	Alexandra Martín-Rodríguez, Laura Augusta Gostian-Ropotin, Ana Isabel Beltrán-Velasco, Noelia Belando-Pedreño, Juan Antonio Simón, Clara López-Mora, Eduardo Navarro-Jimé nez, José Francisco Tornero-Aguilera, Vicente Javier Clemente-Suárez	**Título:**	Sporting Mind: The Interplay of Physical Activity and Psychological Health
por:	Universidad Europea de Madrid, Nebrija University, Universidad Polité cnica de Madrid, Universidad Europea de Valencia, Universidad Simón Bolí var, Universidad de la Costa	**DOI:**	10.3390/sports12010037
Fecha:	2024 Jan 22	**Sitio web:**	PubMed Central (PMC)
Editorial:	MDPI		

[s84] - https://pmc.ncbi.nlm.nih.gov/articles/PMC9996838/

Autor:	Rebekah A Mack, Caroline E Stanton, Marissa R Carney	**Título:**	The importance of including occupational therapists as part of the multidisciplinary team in the management of eating disorders: a narrative review incorporating lived experience
por:	The Johns Hopkins Hospital; Prisma Health Kidnetics	**DOI:**	10.1186/s40337-023-00763-6
Fecha:	2023 Mar 9	**Sitio web:**	PMC (PubMed Central)
Editorial:	Journal of Eating Disorders		

[s85] - https://pmc.ncbi.nlm.nih.gov/articles/PMC8125471/

Autor:	Marcia P Jimenez, Nicole V DeVille, Elise G Elliott, Jessica E Schiff, Grete E Wilt, Jaime E Hart, Peter James	**Título:**	Associations between Nature Exposure and Health: A Review of the Evidence
DOI:	10.3390/ijerph18094790	**Fecha:**	2021 Apr 30
Sitio web:	PubMed Central (PMC)	**Editorial:**	MDPI

[s86] - https://pmc.ncbi.nlm.nih.gov/articles/PMC9916207/

Autor:	Susan Hutchinson, Douglas Kleiber	**Título:**	On Time, Leisure, and Health in Retirement: Implications for Public Health Services
DOI:	10.3390/ijerph20032490	**Fecha:**	2023 Jan 30
Sitio web:	PubMed Central (PMC)	**Editorial:**	International Journal of Environmental Research and Public Health

[s87] - https://pmc.ncbi.nlm.nih.gov/articles/PMC2863117/

Autor:	Sarah D Pressman, Karen A Matthews, Sheldon Cohen, Lynn M Martire, Michael Scheier, Andrew Baum, Richard Schulz	**Título:**	Association of Enjoyable Leisure Activities With Psychological and Physical Well-Being
por:	PubMed Central (PMC)	**DOI:**	10.1097/PSY.0b013e3181ad7978
Fecha:	2009 Jul 10	**Sitio web:**	PMC
Editorial:	Psychosomatic medicine		

[s88] - https://pubmed.ncbi.nlm.nih.gov/18928347/

Autor:	Langberg JM; Epstein JN; Graham AJ	**Título:**	Organizational-skills interventions in the treatment of ADHD
DOI:	10.1586/14737175.8.10.1549	**Fecha:**	2008 Oct
Sitio web:	PubMed	**Editorial:**	Expert Rev Neurother

[s89] - https://pmc.ncbi.nlm.nih.gov/articles/PMC3874265/

Autor:	Susan E Sprich, Laura E Knouse, Christine Cooper-Vince, Jennifer Burbridge, Steven A Safren	**Título:**	Description and Demonstration of CBT for ADHD in Adults
por:	Massachusetts General Hospital and Harvard Medical School	**DOI:**	10.1016/j.cbpra.2009.09.002
Fecha:	2012 Feb 1	**Sitio web:**	PubMed Central (PMC)
Editorial:	Cognitive and behavioral practice		

[s90] - https://pmc.ncbi.nlm.nih.gov/articles/PMC6494390/

Autor:	Pablo Luis Lopez, Fernando Manuel Torrente, Agustín Ciapponi, Alicia Graciela Lischinsky, Marcelo Cetkovich-Bakmas, Juan Ignacio Rojas, Marina Romano, Facundo F Manes	**Título:**	Cognitive-behavioural interventions for attention deficit hyperactivity disorder (ADHD) in adults
DOI:	10.1002/14651858.CD010840.pub2	**Fecha:**	2018 Mar 23
Sitio web:	PubMed Central (PMC)	**Editorial:**	The Cochrane Database of Systematic Reviews

[s91] - https://pmc.ncbi.nlm.nih.gov/articles/PMC6406620/

Autor:	Consuelo M Kreider, Sharon Medina, Mackenzi R Slamka	**Título:**	Strategies for Coping with Time-Related and Productivity Challenges of Young People with Learning Disabilities and Attention-Deficit/ Hyperactivity Disorder
por:	Department of Occupational Therapy, University of Florida	**DOI:**	10.3390/children6020028
Fecha:	2019 Feb 13	**Sitio web:**	PMC
Editorial:	Children		

[s92] - https://pubmed.ncbi.nlm.nih.gov/20231319/

Autor:	Solanto MV;Marks DJ;Wasserstein J; Mitchell K;Abikoff H;Alvir JM; Kofman MD	**Título:**	Efficacy of meta-cognitive therapy for adult ADHD
por:	PubMed	**DOI:**	10.1176/appi.ajp.2009.09081123
Fecha:	2010 Aug	**Sitio web:**	PubMed
Editorial:	Am J Psychiatry		

[s93] - https://pmc.ncbi.nlm.nih.gov/articles/PMC2909688/

Autor:	Laura E Knouse, Steven A Safren	**Título:**	Current Status of Cognitive Behavioral Therapy for Adult Attention-Deficit Hyperactivity Disorder
por:	Massachusetts General Hospital and Harvard Medical School	**DOI:**	10.1016/j.psc.2010.04.001
Fecha:	2010 Sep	**Sitio web:**	PubMed Central (PMC)
Editorial:	The Psychiatric clinics of North America		

[s94] - https://dx.doi.org/10.1186/1478-7547-12-23

Autor:	Bryant, Jamie; Sanson-Fisher, Rob; Walsh, Justin; Stewart, Jessica	**Título:**	Health research priority setting in selected high income countries: a narrative review of methods used and recommendations for future practice
por:	BioMed Central	**DOI:**	10.1186/1478-7547-12-23
Fecha:	2014-11-18	**Sitio web:**	Cost Effectiveness and Resource Allocation
Editorial:	BioMed Central Ltd.		

[s95] - https://pmc.ncbi.nlm.nih.gov/articles/PMC4282137/

Autor:	Philip Shaw, Argyris Stringaris, Joel Nigg, Ellen Leibenluft	**Título:**	Emotional dysregulation and Attention-Deficit/Hyperactivity Disorder
DOI:	10.1176/appi.ajp.2013.13070966	**Fecha:**	2014 Mar
Sitio web:	PubMed Central (PMC)	**Editorial:**	The American journal of psychiatry

[s96] - https://pmc.ncbi.nlm.nih.gov/articles/PMC6938720/

Autor:	John T Mitchell, F Joseph McClernon, Jean C Beckham, Richard A Brown, Carl W Lejuez, Scott H Kollins	**Título:**	Smoking abstinence effects on emotion dysregulation in adult cigarette smokers with and without attention-deficit/hyperactivity disorder
DOI:	10.1016/j.drugalcdep.2019.107594	**Fecha:**	2019 Sep 27
Sitio web:	PubMed Central (PMC)	**Editorial:**	Drug and alcohol dependence

[s97] - https://pmc.ncbi.nlm.nih.gov/articles/PMC4694553/

Autor:	Vania Modesto-Lowe, Pantea Farahmand, Margaret Chaplin, Lauren Sarro	**Título:**	Does mindfulness meditation improve attention in attention deficit hyperactivity disorder?
DOI:	10.5498/wjp.v5.i4.397	**Fecha:**	2015 Dec 22
Sitio web:	PubMed Central (PMC)	**Editorial:**	World Journal of Psychiatry

[s98] - https://pmc.ncbi.nlm.nih.gov/articles/PMC4403871/

Autor: John T Mitchell, Lidia Zylowska, Scott H Kollins
Título: Mindfulness Meditation Training for Attention-Deficit/Hyperactivity Disorder in Adulthood: Current Empirical Support, Treatment Overview, and Future Directions
por: Duke University Medical Center, Department of Psychiatry and Behavioral Sciences; University of California Santa Cruz; University of California Los Angeles
DOI: 10.1016/j.cbpra.2014.10.002
Fecha: 2015 May
Sitio web: PubMed Central (PMC)
Editorial: Cognitive and behavioral practice

[s99] - https://pmc.ncbi.nlm.nih.gov/articles/PMC2894421/

Autor: Amy FT Arnsten
Título: The Emerging Neurobiology of Attention Deficit Hyperactivity Disorder: The Key Role of the Prefrontal Association Cortex
por: Department of Neurobiology, Yale University School of Medicine
DOI: 10.1016/j.jpeds.2009.01.018
Fecha: 2009 May 1
Sitio web: PubMed Central (PMC)
Editorial: The Journal of pediatrics

[s100] - https://pmc.ncbi.nlm.nih.gov/articles/PMC6850677/

Autor: Luisa Weiner, Nader Perroud, Sé bastien Weibel
Título: Attention Deficit Hyperactivity Disorder And Borderline Personality Disorder In Adults: A Review Of Their Links And Risks
DOI: 10.2147/NDT.S192871
Fecha: 2019 Nov 8
Sitio web: PubMed Central (PMC)
Editorial: Neuropsychiatric Disease and Treatment

[s101] - https://pmc.ncbi.nlm.nih.gov/articles/PMC8020774/

Autor: Patrick J Smith, Rhonda M Merwin
Título: The Role of Exercise in Management of Mental Health Disorders: An Integrative Review
por: Duke University Medical Center
DOI: 10.1146/annurev-med-060619-022943
Fecha: 2020 Nov 30
Sitio web: PubMed Central (PMC)
Editorial: Annual review of medicine

[s102] - https://pmc.ncbi.nlm.nih.gov/articles/PMC10087816/

Autor: Jordan Stellern, Ke Bin Xiao, Erin Grennell, Marcos Sanches, Joshua L Gowin, Matthew E Sloan
Título: Emotion regulation in substance use disorders: a systematic review and meta-analysis
DOI: 10.1111/add.16001
Fecha: 2022 Aug 11
Sitio web: PubMed Central (PMC)
Editorial: Addiction (Abingdon, England)

[s103] - https://pmc.ncbi.nlm.nih.gov/articles/PMC10221503/

Autor: Marina Martin-Moratinos, Marcos Bella-Fernández, Hilario Blasco-Fontecilla
Título: Effects of Music on Attention-Deficit/Hyperactivity Disorder (ADHD) and Potential Application in Serious Video Games: Systematic Review
DOI: 10.2196/37742
Fecha: 2023 May 12
Sitio web: PubMed Central (PMC)
Editorial: Journal of Medical Internet Research

[s104] - https://pmc.ncbi.nlm.nih.gov/articles/PMC2880630/

Autor:	Peter A Wyman, Wendi Cross, C Hendricks Brown, Qin Yu, Xin Tu, Shirley Eberly	**Título:**	Intervention to Strengthen Emotional Self-Regulation in Children with Emerging Mental Health Problems: Proximal Impact on School Behavior
por:	University of Rochester, School of Medicine and Dentistry; University of Miami	**DOI:**	10.1007/s10802-010-9398-x
Fecha:	2010 Jul	**Sitio web:**	PubMed Central (PMC)
Editorial:	Journal of abnormal child psychology		

[s105] - https://pmc.ncbi.nlm.nih.gov/articles/PMC2854309/

Autor:	Paulo A Graziano, Susan D Calkins, Susan P Keane	**Título:**	Toddler self-regulation skills predict risk for pediatric obesity
DOI:	10.1038/ijo.2009.288	**Fecha:**	2010 Jan 12
Sitio web:	PubMed Central (PMC)	**Editorial:**	International journal of obesity (2005)

[s106] - https://pmc.ncbi.nlm.nih.gov/articles/PMC10173330/

Autor:	Darby E Attoe, Emma A Climie	**Título:**	Miss. Diagnosis: A Systematic Review of ADHD in Adult Women
por:	University of Calgary, AB, Canada	**DOI:**	10.1177/10870547231161533
Fecha:	2023 Mar 30	**Sitio web:**	PubMed Central (PMC)
Editorial:	Journal of Attention Disorders		

[s107] - https://pmc.ncbi.nlm.nih.gov/articles/PMC2998793/

Autor:	Todd B Kashdan	**Título:**	Psychological Flexibility as a Fundamental Aspect of Health
por:	George Mason University, University of South Florida	**DOI:**	10.1016/j.cpr.2010.03.001
Fecha:	2010 Nov 1	**Sitio web:**	PubMed Central (PMC)
Editorial:	Clinical psychology review		

[s108] - https://pmc.ncbi.nlm.nih.gov/articles/PMC4195639/

Autor:	Ylva Ginsberg, Javier Quintero, Ernie Anand, Marta Casillas, Himanshu P Upadhyaya	**Título:**	Underdiagnosis of Attention-Deficit/ Hyperactivity Disorder in Adult Patients: A Review of the Literature
por:	Eli Lilly	**DOI:**	10.4088/PCC.13r01600
Fecha:	2014 Jun 12	**Sitio web:**	PubMed Central (PMC)
Editorial:	The Primary Care Companion for CNS Disorders		

[s109] - https://pmc.ncbi.nlm.nih.gov/articles/PMC3724232/

Autor:	Timothy E Wilens, Thomas J Spencer	**Título:**	Understanding Attention-Deficit/ Hyperactivity Disorder From Childhood to Adulthood
por:	Clinical Research Program in Pediatric Psychopharmacology, Massachusetts General Hospital and Harvard Medical School, Boston, MA	**DOI:**	10.3810/pgm.2010.09.2206
Fecha:	2010 Sep	**Sitio web:**	PubMed Central (PMC)
Editorial:	Postgraduate medicine		

Fuentes de imágenes

Las imágenes no listadas son de creación propia o fueron adquiridas con la licencia correspondiente. Todos los derechos están reservados para estas imágenes.

Para todas las demás imágenes listadas aquí:
Ninguna de las imágenes fue modificada, solo se ajustó la resolución. En la versión eBook, las imágenes se compilaron en collages numerados. Todas las imágenes permanecen sujetas a su licencia original y se utilizan de acuerdo con sus respectivos términos de licencia. Si descubre errores de atribución u otras discrepancias, contáctenos.

Fecha de la revisión final de la imagen: 2025-02-17.

Licencia utilizada

CC0	http://creativecommons.org/publicdomain/zero/1.0/deed.en

Créditos de imágenes

[i1] - 001_001_001_image_blutuntersuchung.jpeg
https://upload.wikimedia.org/wikipedia/commons/e/e2/Blood_Types.jpg

Date:	2023-08-02	**por:**	Bondarev.gal
License:	CC0		

[i2] - 001_001_001_image_elektroenzephalogramm.jpeg
https://upload.wikimedia.org/wikipedia/commons/b/bf/EEG_cap.jpg

Date:	12 June 2010	**por:**	Mark viking
Artista:	Thuglas	**License:**	Public domain

[i3] - 001_001_001_image_neuropsychologische_tests.jpeg
https://upload.wikimedia.org/wikipedia/commons/f/fc/Rey-osterreith_example.jpg

Date:	8 May 2008, 12:07:02	**por:**	Garrondo
Artista:	garrondo	**License:**	Public domain

[i4] - 001_001_001_image_schilddruese.jpeg
https://upload.wikimedia.org/wikipedia/commons/a/a3/Illu_thyroid_parathyroid.jpg

Date:	2014-06-04	**por:**	CFCF
License:	Public domain		

[i5] - 001_001_002_image_strooptest.jpeg
https://upload.wikimedia.org/wikipedia/commons/3/37/Test_de_Stroop_%28expr%C3%A9s%29.png

Date:	2000-01-01	**por:**	JasonA34
License:	CC0		

[i6] - 001_002_002_image_schlafstoerung.jpeg
https://upload.wikimedia.org/wikipedia/commons/b/b7/53-aspetti_di_vita_quotidiana%2C_insonnia%2C_Taccuino_Sanitatis%2C.jpg

por:	Sailko	**Artista:**	unknown master
License:	Public domain		

[i7] - 001_003_001_image_depression.jpeg
https://upload.wikimedia.org/wikipedia/commons/5/54/Depression-loss_of_loved_one.jpg

Date:	2009-04-15	**por:**	Baker131313
License:	Public domain		

[i8] - 001_003_001_image_epilepsie.jpeg
https://upload.wikimedia.org/wikipedia/commons/c/c3/Cerebral_Atrophy_Partial_Epilepsy_Right_Hemiplegia.jpg

Date:	1878-12-31	**por:**	Possibly
Artista:	Paul-Marie-Léon Regnard	**License:**	Public domain

[i9] - 001_003_001_image_zwangsstoerung.jpeg
https://upload.wikimedia.org/wikipedia/commons/b/bf/OCD_handwash_%281%29.jpg

Date:	2008-05-24	**por:**	Cooldudeseven7
License:	Public domain		

[i10] - 002_001_001_image_kalender.jpeg
https://upload.wikimedia.org/wikipedia/commons/a/a8/1914-julian-gregorian-calendar-Greek-French.jpg

Date:	1914	**por:**	Flashdart2
Artista:	Unknown authorUnknown author	**License:**	Public domain

[i11] - 002_001_001_image_laermschutzkopfhoerer.jpeg
https://upload.wikimedia.org/wikipedia/commons/f/fd/Bose_QC2_in_Case_1.jpg

Date:	12 August 2005	**por:**	File Upload Bot (Magnus Manske)
Artista:	Mark Kim	**License:**	Public domain

[i12] - 002_001_001_image_schreibtisch.jpeg
https://upload.wikimedia.org/wikipedia/commons/1/13/Abbotsford_House_Study_Room.jpg

Date:	2018-03-06	**por:**	Σπάρτακος
Artista:	Michael D Beckwith	**License:**	CC0

[i13] - 002_001_001_image_stehpult.jpeg
https://upload.wikimedia.org/wikipedia/commons/4/48/Dmitri_Mendeleev%27s_standing_desk.jpg

Date:	2017-08-23	**por:**	Scotted400
License:	CC0		

[i14] - 002_001_002_image_timer.jpeg
https://upload.wikimedia.org/wikipedia/commons/e/e0/Farberware-Minute-Timer-White.jpg

Date:	2010-09-05	**por:**	Evan-Amos
License:	Public domain		

[i15] - 002_001_002_image_aufgabenliste.jpeg
https://upload.wikimedia.org/wikipedia/commons/b/b9/To_do_list_%2828123133694%29.jpg

Date:	2016-08-03	**por:**	Юрий Д.К.
Artista:	freestocks.org	**License:**	CC0

[i16] - 002_001_003_image_ergonomischer_stuhl.jpeg
https://upload.wikimedia.org/wikipedia/commons/8/8a/Prototype_ergonomic_office_chair%2C_V%26A_London.jpg

Date:	2024-04-01	**por:**	14GTR
License:	CC0		

[i17] - 002_001_003_image_inbox_zero.jpeg
https://upload.wikimedia.org/wikipedia/commons/9/93/Inbox_%26_Outbox.jpg

Date:	2016-01-13	**por:**	Pius
Artista:	philippechazal	**License:**	CC0

[i18] - 002_001_003_image_zellenbuero.jpeg
https://upload.wikimedia.org/wikipedia/commons/c/ce/Cubicle_land.jpg

Date:	2 June 2006	**por:**	Yonidebest
Artista:	Larsinio	**License:**	Public domain

[i19] - 002_002_001_image_produktivitaet.jpeg
https://upload.wikimedia.org/wikipedia/commons/0/02/52d_FW_innovation_team_betters_workflow%2C_quality_of_life_%285938943%29.jpg

Date:	Taken	**por:**	OptimusPrimeBot
Artista:	Valerie Seelye	**License:**	Public domain

[i20] - 002_002_002_image_ergotherapeut.jpeg
https://upload.wikimedia.org/wikipedia/commons/d/dd/Occupational_therapist_adjusts_a_handsplint.jpg

Date:	1984	**por:**	Ruff tuff cream puff
Artista:	National Institutes of Health	**License:**	Public domain

[i21] - 002_002_003_image_konfliktloesung.jpeg
https://upload.wikimedia.org/wikipedia/commons/4/46/Conflict_Resolution_in_Human_Evolution.jpg

Date:	2010-10-22	**por:**	Xavier Dengra
Artista:	Asachs	**License:**	Public domain

[i22] - 002_003_001_image_frustration.jpeg
https://upload.wikimedia.org/wikipedia/commons/6/6d/TrafficJamFrustration.jpg

Date:	2015-06-22	**por:**	Raysonho
License:	CC0		

[i23] - 002_003_001_image_selbstbewusstsein.jpeg
https://upload.wikimedia.org/wikipedia/commons/f/fc/Self_Confidence.jpg

Date:	2024-08-10	**por:**	Conbene
License:	CC0		

[i24] - 002_003_002_image_schlafprotokoll.jpeg
https://upload.wikimedia.org/wikipedia/commons/6/6f/Sleep_mask.jpg

Date:	2016-06-21	**por:**	FastilyClone
Artista:	Hbcloud	**License:**	Public domain

[i25] - 002_003_003_image_projektmanagementsoftware.jpeg
https://upload.wikimedia.org/wikipedia/commons/a/a4/Project_screen.jpg

Date:	2011-01-04	**por:**	Damir Zakiev
License:	Public domain		

[i26] - 003_001_001_image_amfetamin.jpeg
https://upload.wikimedia.org/wikipedia/commons/4/49/Amphetamine_and_P2P.png

Date:	2007-07	**por:**	Ring0
Artista:	U.S. Drug Enforcement Agency	**License:**	Public domain

[i27] - 003_001_001_image_dopamin.jpeg
https://upload.wikimedia.org/wikipedia/commons/d/d1/Dopamine-3D-struct.png

Date:	22 September 2009	**por:**	File Upload Bot (Magnus Manske)
Artista:	Chemgirl131	**License:**	Public domain

[i28] - 003_001_001_image_methylphenidat.jpeg
https://upload.wikimedia.org/wikipedia/commons/0/00/Methylphenidat_generics_germany.jpg

Date:	2009-11-05	**por:**	Alcibiades
License:	Public domain		

[i29] - 003_001_001_image_antidepressiva.jpeg
https://upload.wikimedia.org/wikipedia/commons/4/4f/Remeron.jpg

Date:	2023-03-28	**por:**	Telaneo
License:	CC0		

[i30] - 003_001_001_image_atomoxetin.jpeg
https://upload.wikimedia.org/wikipedia/commons/8/8b/Atomoxetine_molecule_ball.png

Date:	2015-02-04	**por:**	Jynto
License:	CC0		

[i31] - 003_001_002_image_arztpatientenbeziehung.jpeg
https://upload.wikimedia.org/wikipedia/commons/1/13/Doctor_explains_x-ray_to_patient.jpg

Date:	2008-10	**por:**	Fæ
Artista:	Rhoda Baer (photographer)	**License:**	Public domain

[i32] - 003_001_002_image_packungsbeilage.jpeg
https://upload.wikimedia.org/wikipedia/commons/d/d1/Patient_Package_Insert_for_Oral_Contraceptives_%28FDA_079%29_%288249451687%29.jpg

Date:	2012-12-06	**por:**	Nagae Iku
Artista:	The U.S. Food and Drug Administration	**License:**	Public domain

[i33] - 003_001_003_image_muedigkeit.jpeg
https://upload.wikimedia.org/wikipedia/commons/e/e3/Fatigue2.jpg

Date:	13 October 2012	**por:**	Fel23
Artista:	geralt	**License:**	CC0

[i34] - 003_001_003_image_schlaflosigkeit.jpeg
https://upload.wikimedia.org/wikipedia/commons/9/9f/Insomnia_Cookies%2C_Chapel_Hill.jpg

Date:	2015-08-21	**por:**	Mx. Granger
License:	CC0		

[i35] - 003_001_003_image_kopfschmerzen.jpeg
https://upload.wikimedia.org/wikipedia/commons/1/1e/Headache-1557872_960_720.jpg

Date:	2016-07-28	**por:**	U3119842
Artista:	Phee	**License:**	CC0

[i36] - 003_002_002_image_positive_verstaerkung.jpeg
https://upload.wikimedia.org/wikipedia/commons/2/2d/US_Navy_061219-N-1522S-039_Master-at-Arms_3rd_Class_Leslie_Orand_gives_positive_reinforcement_to_Amber%2C_an_explosive_detector_dog%2C_after_completing_her_obstacle_training_course.jpg

Date:	Taken	**por:**	BotMultichillT
Artista:	U.S. Navy photo by Mass Communication Specialist 2nd Class Leah Stiles	**License:**	Public domain

[i37] - 003_002_003_image_meditation.jpeg
https://upload.wikimedia.org/wikipedia/commons/0/00/Meditation_Focus_Point.jpg

Date:	2024-12-12	**por:**	Bondigoldwiki
License:	CC0		

[i38] - 003_002_003_image_yoga.jpeg
https://upload.wikimedia.org/wikipedia/commons/f/fc/Yoga_Room_-_23_RAW-Export_%28Sergej_Majboroda_via_Poly_Haven%29.png

Date:	08.3.2023	**por:**	PantheraLeo1359531
Artista:	https://polyhaven.com/all?a=Sergej%20Majboroda	**License:**	CC0

[i39] - 003_003_001_image_koerperliche_beruehrung.jpeg
https://upload.wikimedia.org/wikipedia/commons/6/62/Human_Touch_%28Unsplash%29.jpg

Date:	2016-05-11	**por:**	Fæ
Artista:	verophotoart	**License:**	CC0

[i40] - 003_003_001_image_taichi.jpeg
https://upload.wikimedia.org/wikipedia/commons/c/ca/Haikou_People%27s_Park_-_people_practicing_t%27ai_chi_ch%27uan_%28tai_chi%29_-_01.jpg

Date:	2012-04-17	**por:**	Anna Frodesiak
License:	CC0		

[i41] - 003_003_002_image_neurofeedback.jpeg
https://upload.wikimedia.org/wikipedia/commons/f/fb/EEG_early_studies_edited.jpg

Date:	2022-04-23	**por:**	Ras67
Artista:	D Smith	**License:**	Public domain

[i42] - 003_003_002_image_achtsamkeitstraining.jpeg
https://upload.wikimedia.org/wikipedia/commons/9/98/Sukhesikarama_Mindful_Forest_Meditation_Center.jpg

Date:	2024-02-15	**por:**	Cun Cun
License:	CC0		

[i43] - 003_003_002_image_biofeedback.jpeg
https://upload.wikimedia.org/wikipedia/commons/b/ba/2009artisticrespdisplay.jpg

Date:	2010	**por:**	Fredricshaffer
Artista:	Fredric Shaffer, PhD, BCB	**License:**	Public domain

[i44] - 003_003_003_image_lachs.jpeg
https://upload.wikimedia.org/wikipedia/commons/e/e3/Box_of_salmon_from_Shiranuka.jpg

Date:	2021-11-18	**por:**	Syced
License:	CC0		

[i45] - 003_003_003_image_makrele.jpeg
https://upload.wikimedia.org/wikipedia/commons/8/88/Maquereaux_etal.jpg

Date:	2004-05-31	**por:**	Rex
Artista:	Jastrow	**License:**	Public domain

[i46] - 003_003_003_image_omega3fettsaeuren.jpeg
https://upload.wikimedia.org/wikipedia/commons/f/fb/Sunsplash_omega3_leinsameno.jpg

Date:	2005-08-07	**por:**	VisualBeo
Artista:	Christian H.	**License:**	Public domain

[i47] - 004_001_001_image_ablenkungsbewaeltigung.jpeg
https://upload.wikimedia.org/wikipedia/commons/b/b9/KSC-20160502-PH_DNG0001_0021_%2826215002253%29.jpg

Date:	2016-05-02	**por:**	Astromessier
Artista:	NASA Kennedy	**License:**	Public domain

[i48] - 004_001_003_image_reflexion.jpeg
https://upload.wikimedia.org/wikipedia/commons/e/ef/Mount_Hood_reflected_in_Mirror_Lake%2C_Oregon.jpg

Date:	desconocido	**por:**	Holly Cheng
Artista:	Oregon's Mt. Hood Territory.	**License:**	Public domain

[i49] - 004_001_003_image_stressbelastung.jpeg
https://upload.wikimedia.org/wikipedia/commons/6/62/Canva_-_Woman_Feeling_Emotional_Stress.jpg

Date:	2016-07-04	**por:**	Carovinc2
Artista:	MismibaTinasheMadando	**License:**	CC0

[i50] - 004_002_001_image_aktives_zuhoeren.jpeg
https://upload.wikimedia.org/wikipedia/commons/0/05/U.S._Navy_Chief_Master-at-Arms_Quincy_Jackson%2C_left%2C_assigned_to_Joint_Task_Force_Guantanamo%2C_instructs_advocate_candidates_in_active_listening_techniques_during_the_practical_portion_of_sexual_assault_victim_090930-N-WX111-018.jpg

Date:	Taken	**por:**	Fæ
Artista:	MC1 Katherine Hofman	**License:**	Public domain

[i51] - 004_002_001_image_empathie.jpeg
https://upload.wikimedia.org/wikipedia/commons/d/d6/Empathy_%2838547088061%29.jpg

Date:	2017-11-07	**por:**	Eyes Roger
Artista:	Giulia Forsythe	**License:**	CC0

[i52] - 004_002_001_image_nonverbale_kommunikation.jpeg
https://upload.wikimedia.org/wikipedia/commons/5/53/PatientCommTbl.png

Date:	2006-12-12	**por:**	Fernando Alonso Vendrell
License:	Public domain		

[i53] - 004_003_001_image_serotonin.jpeg
https://upload.wikimedia.org/wikipedia/commons/f/fa/Serotonin-3D-vdW.png

Date:	2010-01-02	**por:**	Esquilo
License:	Public domain		

[i54] - 004_003_002_image_botanik.jpeg
https://upload.wikimedia.org/wikipedia/commons/7/7f/LotusBud0048a.jpg

Date:	2005-05-05	**por:**	Fg2
License:	Public domain		

[i55] - 004_003_002_image_lebensqualitaet.jpeg
https://upload.wikimedia.org/wikipedia/commons/d/d6/French_bulldog_in_life_jacket.jpg

Date:	2017-08-11	**por:**	W.carter
License:	CC0		

[i56] - 004_003_002_image_museum.jpeg
https://upload.wikimedia.org/wikipedia/commons/f/f0/Louvre_at_night_centered.jpg

Date:	2003	**por:**	Lupo
Artista:	Free On-Line Photos (FOLP)	**License:**	Public domain

[i57] - 004_003_002_image_gruenflaechen.jpeg
https://upload.wikimedia.org/wikipedia/commons/d/d9/Public_Green_Space.jpg

Date:	2007-04-23	**por:**	FlickreviewR 2
Artista:	Alabama Extension	**License:**	CC0

[i58] - 004_003_003_image_konzert.jpeg
https://upload.wikimedia.org/wikipedia/commons/f/f4/Live_music_events_in_Odaiba.jpg

Date:	8 August 2022	**por:**	Syced
License:	CC0		

[i59] - 004_003_003_image_trainingseinheit.jpeg
https://upload.wikimedia.org/wikipedia/commons/1/1c/Soldier_running_in_water.jpg

Date:	Taken	**por:**	Giggy
Artista:	Cpl. Earnest J. Barnes	**License:**	Public domain

[i60] - 005_001_002_image_ressourcenbeschraenkungen.jpeg
https://upload.wikimedia.org/wikipedia/commons/5/5f/Wikimania_2024_-_GLAM_Global_Meetup_afternoon_06_-_Resource_and_capacity_constraints.jpg

Date:	2024-08-06	**por:**	Fuzheado
License:	CC0		

[i61] - 005_001_002_image_team.jpeg
https://upload.wikimedia.org/wikipedia/commons/c/c2/Unity_and_Collaboration_Shine_at_48th_IPAMS_and_10th_SELF_in_Fiji_%288599772%29.jpg

Date:	Taken	**por:**	OptimusPrimeBot
Artista:	Andre Taylor	**License:**	Public domain

[i62] - 005_002_002_image_kognitive_kontrolle.jpeg
https://upload.wikimedia.org/wikipedia/commons/2/27/Cognitive_Performance_%288638271%29.jpg

Date:	Taken	**por:**	OptimusPrimeBot
Artista:	Nathan Baker	**License:**	Public domain

[i63] - 005_002_002_image_sport.jpeg
https://upload.wikimedia.org/wikipedia/commons/9/92/Youth-soccer-indiana.jpg

Date:	17 September 2005	**por:**	Tysto
License:	Public domain		

[i64] - 005_002_002_image_suchterkrankungen.jpeg
https://upload.wikimedia.org/wikipedia/commons/9/91/Brain_metabolism_and_drug_addiction.jpg

Date:	desconocido	**por:**	Seppi333
Artista:	Drs. Nora Volkow and Heinrich Schelbert, National Institutes of Health (NIH)	**License:**	Public domain

[i65] - 005_002_002_image_suchttherapie.jpeg
https://upload.wikimedia.org/wikipedia/commons/d/d3/Keeley_Institute_%281909%29_%28ADVERT_207%29.jpeg

Date:	1909	**por:**	BMacZeroBot
Artista:	Keeley Institute	**License:**	Public domain

[i66] - 005_002_003_image_entspannungstechniken.jpeg
https://upload.wikimedia.org/wikipedia/commons/2/28/Gustave_Courbet_027.jpg

Date:	2020-07-07	**por:**	Pyb
License:	Public domain		

[i67] - 005_002_003_image_gehirn.jpeg
https://upload.wikimedia.org/wikipedia/commons/5/50/Computed_tomography_of_human_brain_-_large.png

Date:	Uploaded	**por:**	Shashi.
Artista:	Mikael Häggström	**License:**	CC0

[i68] - 005_002_003_image_musiktherapie.jpeg
https://upload.wikimedia.org/wikipedia/commons/4/45/Louis_Gallait_-_Power_of_Music_-_Walters_37134.jpg

Date:	circa	**por:**	File Upload Bot (Kaldari)
Artista:	Louis Gallait	**License:**	Public domain

[i69] - 005_002_003_image_rollenspiel.jpeg
https://upload.wikimedia.org/wikipedia/commons/c/c8/Wuerfel5.jpg

Date:	2005-05-13	**por:**	Darkone
Artista:	Peng	**License:**	Public domain

[i70] - 005_003_001_image_puzzle.jpeg
https://upload.wikimedia.org/wikipedia/commons/d/d4/Pareidolia_in_a_puzzle_piece.jpg

Date:	1980-01-01	**por:**	Dentsinhere43
License:	CC0		

[i71] - 005_003_002_image_zeitmanagement.jpeg
https://upload.wikimedia.org/wikipedia/commons/f/fe/We_Must_Use_Time_AS_a_Tool_Not_As_a_Couch.jpg

Date:	2024-06-19	**por:**	Starkmend
License:	CC0		

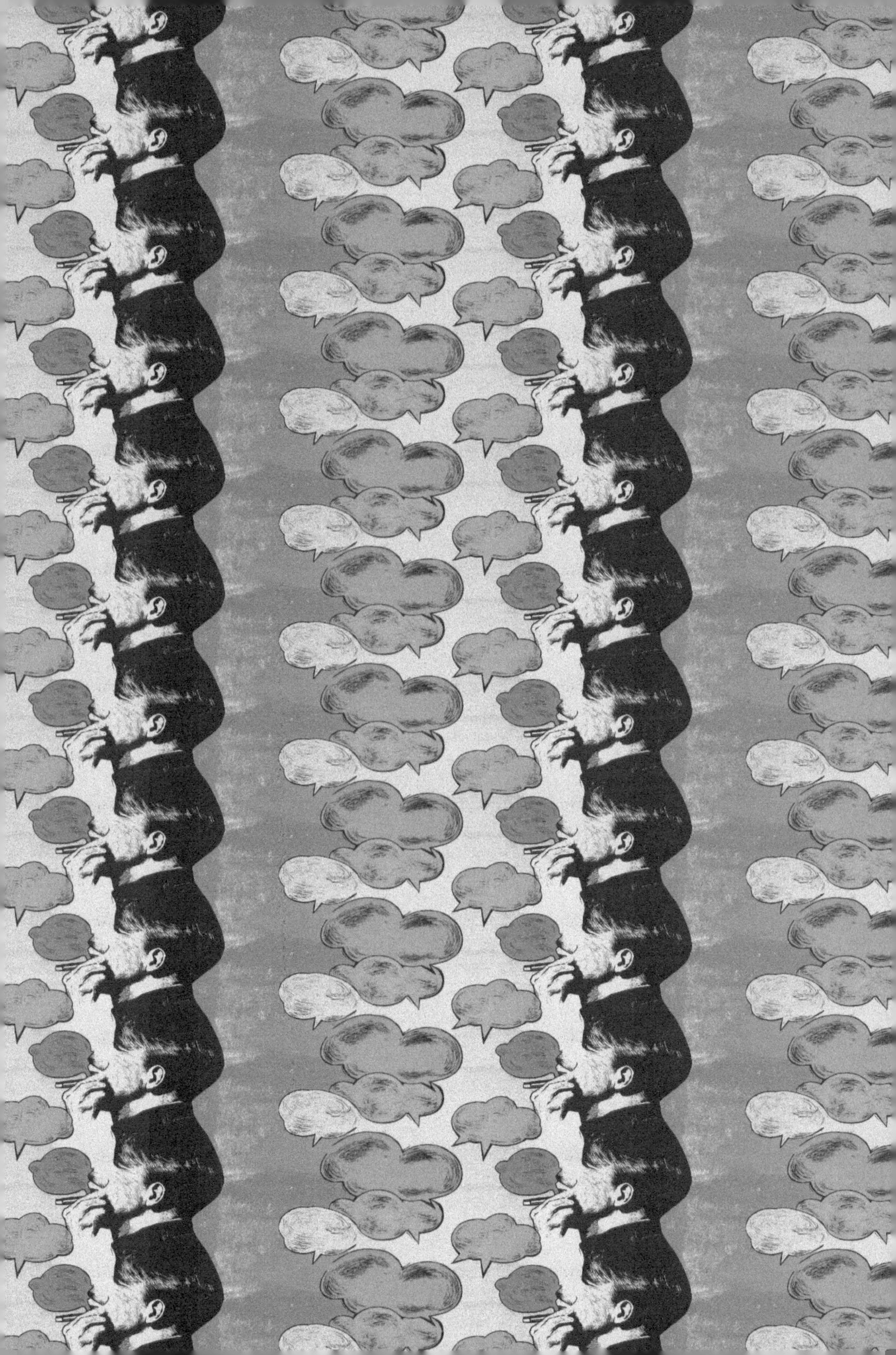

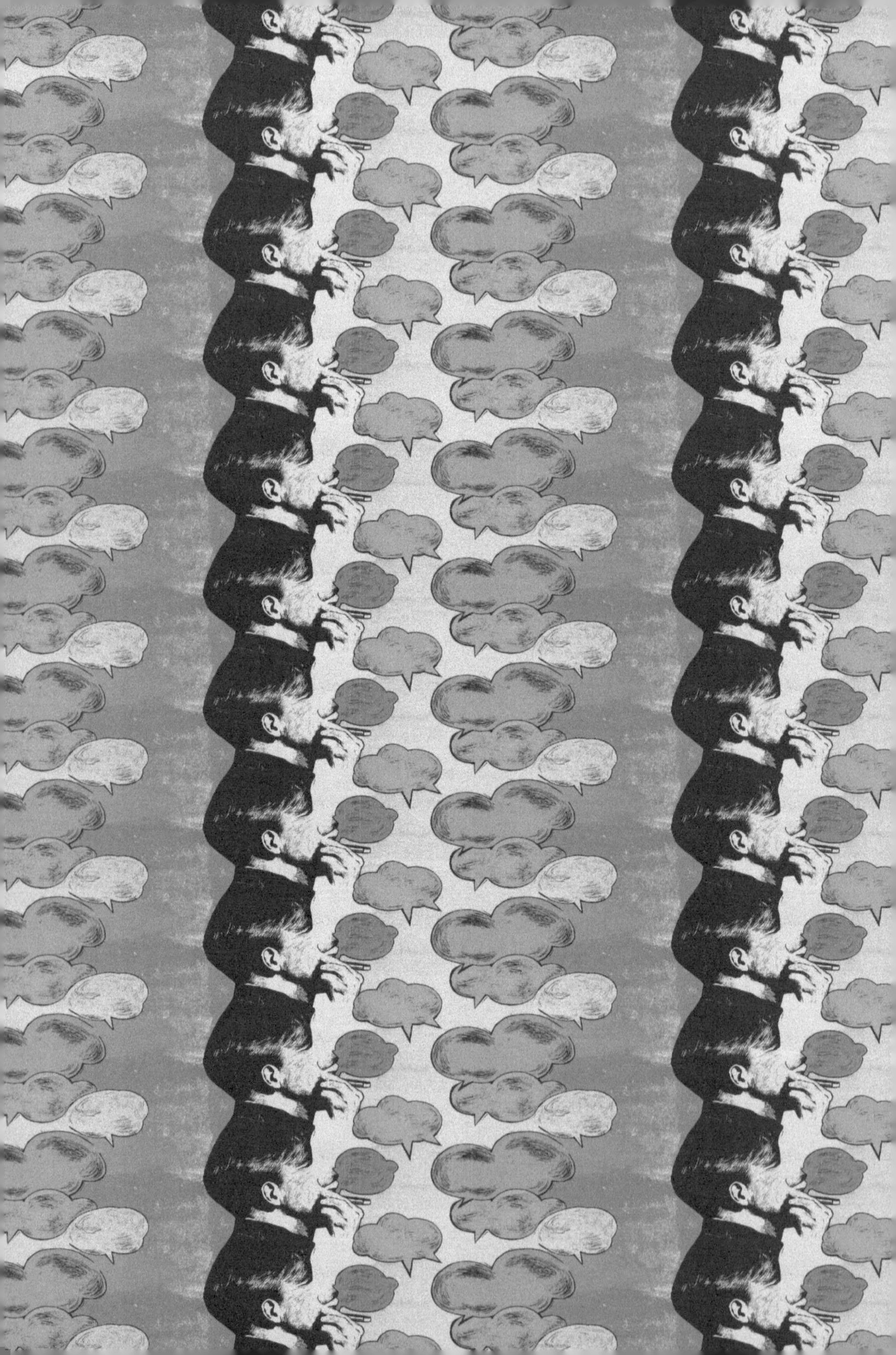

Kolibri 360 GmbH
Ferdinand-Jühlke-Straße 7
99095 Erfurt, Deutschland
produktsicherheit@kolibri360.de